U0110671

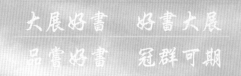

大展好書　好書大展
品嘗好書　冠群可期

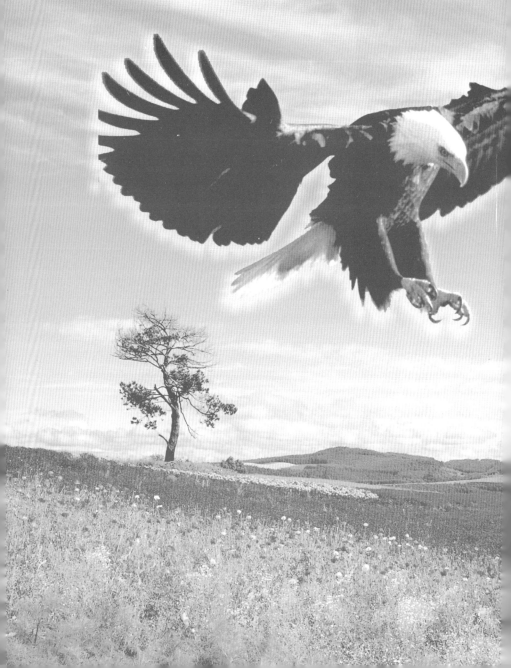

大展好書　好書大展

品嘗好書．冠群可期

中醫保健站：103

靈素針

于景宏　著

大展出版社有限公司

作者简介

　　于景宏，1941 年出生，主任中醫師。遼寧中醫藥大學第四期本科畢業。在校期間刻苦攻讀，畢業考卷優異，當時 100 分制，校長茹古香親授 105 分。教務處處長何裕豐之愛生。1975 年至 1985 年在遼寧省衛生廳工作，任中醫處負責人。創刊《實用中醫內科》雜誌，親任總編。

　　具有文史哲廣博知識，博覽典籍，吸納諸家，醫療主張通曉中西。多項醫學發明，中藥生發配方、生物烏髮中藥製劑獲國家知識產權局發明專利權。

靈素針

前言

　　本書上卷入室篇，對於一個沒有針灸基礎知識的人，只要有志於針灸治療，認真研讀該篇並能背誦該篇歌訣，約 3 個月就能登堂入室，可以用針灸為人治病。

　　下卷讀經篇，筆者從《靈樞》《素問》兩部經典選取 19 篇與針灸學關係密切的文章翻譯注釋。讀懂這些文章將明白針灸學的來源，認真領悟就能理解經絡學說、針灸學術的真諦，將在針灸醫療實踐中有所發現，有所發明。

　　我們共同努力，把祖先留下的醫學遺產發揚光大！

于景宏

靈素針

目錄

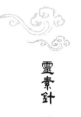

靈素針

下卷・讀經篇

上卷
入室篇

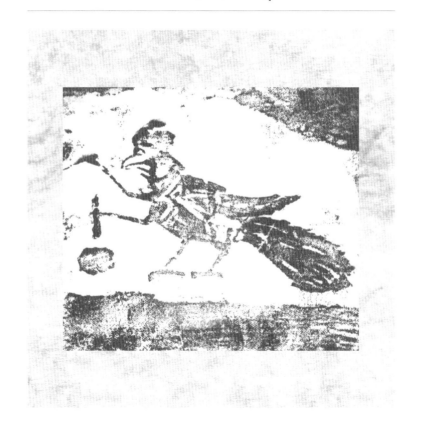

☯ 取穴法

穴位是經絡上的孔竅，準確無誤地掌握經絡循行路徑是找準穴位的前提。必須熟記《靈樞》中經脈篇經絡循行。經絡找準了，才談得上找準穴位。

一｜骨度法

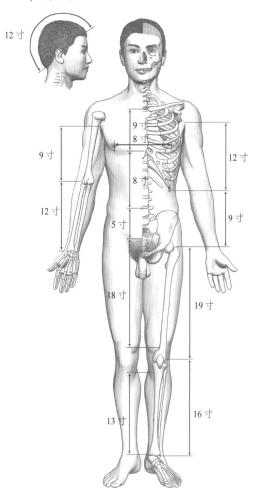

圖1

1. 頭部

縱行：前髮際至後髮際為12寸，前髮際至印堂為3寸，後髮際至大椎為3寸。

橫行：左頭維至右頭維 9寸，左完骨至右完骨9寸。

2. 胸腹

縱行：天突至中庭9寸，中庭至神闕8寸，神闕至曲骨 5寸。

橫行：左乳至右乳8寸。

3. 背部

兩肩胛下角連線平第 7 椎

下，由臍繞軀幹平行圈平第 14 椎下，左右髂嵴連線平第 16 椎下，左右髂後上嵴連線平第 18 椎下（平第幾椎下之椎體是從第 1 胸椎算起）。

4. 上肢

腋橫紋至肘橫紋 9 寸，肘橫紋至腕橫紋 12 寸。

5. 下肢

外側髀樞至膝中 19 寸，外側膝中至外踝 16 寸，內側曲骨上緣至輔骨上臁 18 寸，內側輔骨下臁至內踝 13 寸。

骨度分寸圖見圖 1。

二 ｜ 中指同身寸

患者自身手指，中指屈曲時中節內側兩橫紋上端間距為 1 寸（圖 2）。

三 ｜ 橫指同身寸

患者手指伸直併攏，食、中、環、小四指，以中指橫紋處畫橫線，四指橫量長度為 3 寸，亦稱「一夫」（圖 3）。

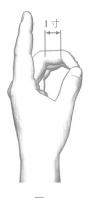

圖 2

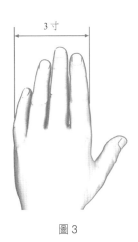

圖 3

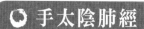

手太陰肺經

一 | 經絡循行

【原文】

　　肺手太陰之脈起於中焦，下絡大腸，還循胃口，上膈，屬肺，從肺系橫出腋下，下循臑內，行少陰心主之前，下肘中。循臂內上骨下廉入寸口，上魚，循魚際，出大指之端。其支者，從腕後直出次指內廉，出其端。

《靈樞》卷三・經脈第十

【譯文】

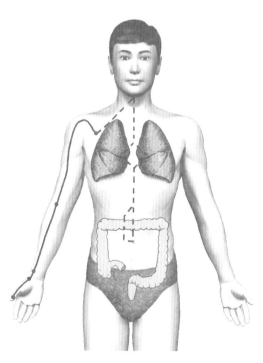

手太陰肺經初始部分是在腹、胸內循行的，起於中焦腹部，向下行，絡繞於大腸。反過來向上行，沿著胃的上口，穿過膈肌，再向上進入肺，從肺系，即氣管，橫出腋下，離開內腑，達於胸壁和上肢。向下沿著臑內，即肱二頭肌，走行於手少陰心經、手厥陰心包經的前面，下入於

圖4

肘中。

　　循臂內上骨下廉，即沿著前臂橈骨的下緣進入寸口，即
獨取寸口診脈的位置，穴名為太淵。從太淵穴繼續向前到魚
際，即上至拇指掌側根節後橢圓形肌肉隆起處，實為拇指的短
展肌、短屈肌、對掌肌肌群。

　　沿著該肌群上邊緣赤白肉際，也就是皮膚赤、白交界
帶，出於大指指端甲根處，即大指指甲外甲根。這條經脈的分
支，從腕後，沿食指內側緣，達於食指的頂端。在這裡與手陽
明大腸經相接。

　　手太陰肺經經絡循行示意圖見圖4。

二　｜　經絡主病

【原文】

　　是動則病肺脹滿，膨膨而喘欬，缺盆中痛，甚則交兩手
而瞀，此為臂厥。是主肺所生病者，欬上氣，喘渴，煩心，胸
滿，臑臂內前廉痛厥，掌中熱。氣盛有餘則肩背痛。風寒汗出
中風，小便數而欠。氣虛則肩背痛，寒，少氣不足以息，溺色
變。為此諸病，盛則寫之，虛則補之，熱則疾之，寒則留之，
陷下則灸之，不盛不虛，以經取之。盛者寸口大三倍於人迎，
虛者則寸口反小於人迎也。

《靈樞》卷三・經脈第十

【譯文】

　　外邪侵入本經引起經氣變動，這是經文中是動兩字的含
義。這種情況就會引起肺臟脹滿，胸滿喘咳，鎖骨窩疼痛，較
重時甚至於兩手交叉按於胸部，視物昏花，這種病狀稱為臂
厥。如果本經所屬的肺臟本身發病，就是經文上說的是主肺所
生病者，會出現咳嗽胸滿上氣，喘促口渴，心情煩亂，胸部脹
悶，上肢臑臂內側前緣疼痛厥冷，手心發熱。

邪氣盛就會肩背痛，外感風寒表邪不去而汗自出稱為中風，或者小便頻數而量少，即膀胱刺激症狀，實為尿路感染。氣虛也會引起肩背痛，同時乏力氣短，肉眼觀察尿色不似無病時那樣澄清。有了這些疾病，本著實則瀉之、虛則補之的治療原則去施行針法。屬熱的疾刺，不留針；屬寒病留針致氣以祛寒。氣虛下陷的適於艾灸。不盛不虛，經氣不通者，單獨取經脈針刺，可用平補平瀉法。本經邪氣實的寸口脈大於人迎；本經氣虛的人迎脈大於寸口。

三 │ 經穴、主病歌

十一穴，肺脈通，是動是主病鼻中，
鎖骨下窩取雲門，雲門中府一肋程，
俠白腋下量四寸，天府三寸與乳平，
肘紋頭，是尺澤，肘下五寸孔最決，
腕橫紋裡取太淵，腕上寸五乃列缺，
魚際經渠各一寸，拇指甲根少商穴。

※　※　※

肺經諸穴喘咳清，少商救急治喉病，
胸痛雲門與中府，俠白天府臑臂疼，
尺澤孔最與經渠，臂肘前臂痛腕中，
三穴能把癆瘵醫，中府尺澤和魚際，
孔最痔疾天府衄，太淵能起無脈疾，
列缺喎斜頭項痛，掌熱外感取魚際。

【釋義】

經穴、主病歌中穴位的先後並非是經絡循行的先後順序。在實際針灸醫療時，往往先找到位置標識清楚、不易出錯的穴位，據相關距離，再找出其他穴位，本歌據此編撰。

手太陰肺經（圖 5～圖 9）在腹胸內循行後，從氣管橫出腋下，離開內腑達於胸壁的第一穴是中府穴，直上一肋，達於

雲門穴，雲門穴在鎖骨下窩凹陷處。

這兩個穴針刺時斷不可與皮膚垂直下針。穴位下面是肺尖，垂直下針極易刺到肺尖引起氣胸。入針後必須將針尖指向上臂，針體與胸壁平行，再繼續進針。入針的深度一定要控制好，過淺，針在真皮內，患者疼痛難忍；深過皮下組織就有造成氣胸的危險。

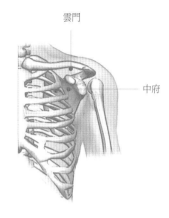

圖5

合理的深度是針尖已過真皮，剛好達於皮下組織的上部與真皮相交處，便壓平針體，針尖指向臂部平刺。該處皮膚柔嫩，真皮薄，施針者切記！

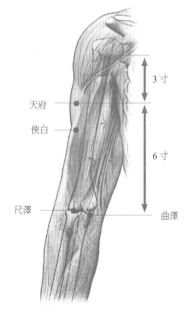

圖6

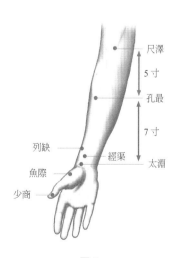

圖7

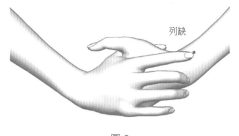

列缺

圖8

肺經達於上臂後沿上臂內側上緣向下行走。均走在赤白肉際上。赤白肉際到前臂和手上就清楚了，上臂靠皮膚顏色分辨較難，施針者應據前臂和手上赤白肉際向上臂延伸，定出那條交界線，手太陰肺經正是沿著這條線下行的。

肺經在胸壁循行，經中府、雲門穴後進入上肢，取穴時讓患者前臂下垂，從腋橫紋至肘橫紋為 9 寸，3 寸處是天府穴，4 寸處是俠白穴。如果患者是男性或年輕女性，從天府穴拉水平橫線應正對乳頭，故天府穴應與乳頭平齊。

如果乳房下垂，這個標識就不清楚了，只有用骨度尺寸確定。也就是天府穴是在腋橫紋到肘橫紋的 1/3 處，由它向下 1 寸是俠白穴。

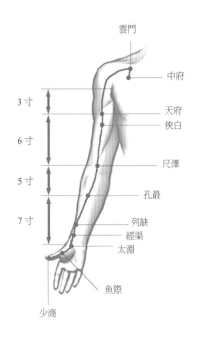

雲門

中府

3寸

天府
俠白

6寸

尺澤

5寸

孔最

7寸

列缺
經渠
太淵

魚際

少商

圖9

尺澤穴屈肘時在肘紋頭上頂部，該處正是肘橫紋與赤白肉際帶相交處。肘橫紋向下 5 寸是孔最穴，孔最穴下是列缺穴，最好先找到太淵穴再確定列缺穴。太淵穴是脈診寸、關、尺的寸位。由它向上 1.5 寸是列缺穴。針刺太淵穴務必掉轉針體，用針柄龍頭由腕後高骨，即橈骨頭向下推開橈動脈，或指端消毒後以指甲推開橈動脈再小心下針，萬勿刺到橈動脈。列缺穴下是經渠穴，該穴在太淵穴上 1 寸。太淵穴下 1 寸是魚際穴，魚際穴在拇指下魚際頂端，即拇指短展肌、短屈肌、對掌肌肌群頂端。手太陰肺經最後一個穴是少商穴，在拇指外甲根處。

【注】

手太陰肺經上的穴位，由刺、灸均能發揮止咳平喘的作用。少商穴可用於急救，對抽搐昏迷有治療作用，咽喉疾病也往往選用少商穴。雲門、中府穴可治療胸痛。俠白、天府穴用治上肢疼痛。尺澤、孔最、經渠穴治療肘、腕、上肢疼痛。中府、尺澤、魚際穴均可用治瘰癧。孔最穴對痔疾有療效，天府穴可止衄血，太淵用治無脈症。口眼喎斜、頭痛、項背痛可選列缺穴。手掌發熱、外感諸疾可取魚際穴。

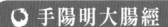
⚪ 手陽明大腸經

一 ｜ 經絡循行

【原文】

　　大腸手陽明之脈起於大指次指之端，循指上廉，出合谷兩骨之間，上入兩筋之中，循臂上廉入肘外廉，上臑外前廉，上肩，出髃骨之前廉，上出於柱骨之會上，下入缺盆，絡肺，下膈，屬大腸。其支者，從缺盆上頸，貫頰，入下齒中，還出挾口，交人中，左之右，右之左，上挾鼻孔。

《靈樞》卷三‧經脈第十

【譯文】

　　手陽明大腸經起始於大指次指之尖端，沿著手掌背側上邊緣，即食指的赤白肉際上行，達到第一掌骨、第二掌骨交叉處微微偏於食指側，即合谷穴，再上行進入腕上部兩筋之中，即拇指長伸肌、短伸肌在伸展拇指時兩筋腱之間形成一凹陷處。

　　再沿前臂外側上緣進入肘關節外緣，

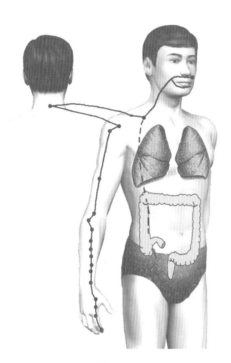

圖10

上臑外前廉，即肱二頭肌的外緣，達於肩頂，出於肩關節的前緣，再上出於脊柱骨手足三陽經交匯處，即第七頸椎下的大椎穴，下入於缺盆，再向下絡繞於肺臟，再向下穿過膈肌，達於本經所屬的大腸。

它的分支從缺盆上頸部，貫穿於面頰，入於下齒，再從下齒上行於口。左右兩經對稱上於口則形成挾口上行的態勢。兩側手陽明大腸經在鼻下人中穴交叉走向對側，左側的達於右側，右側的達於左側，再上行形成挾鼻孔的態勢。在這裡與足陽明胃經交接。

手陽明大腸經經絡循行示意圖見圖 10。

二 │ 經絡主病

【原文】

是動則病齒痛頸腫。是主津液所生病者，目黃口乾，鼽衄，喉痺，肩前臑痛，大指次指痛不用。氣有餘則當脈所過者熱腫，虛則寒慄不復。為此諸病盛則寫之，虛則補之，熱則疾之，寒則留之，陷下則灸之，不盛不虛以經取之。盛者人迎大三倍於寸口，虛者人迎反小於寸口也。

《靈樞》卷三・經脈第十

【譯文】

外邪侵入本經發生病變如牙痛、頸部腫脹。本經及所屬臟器中津液發生病變則眼目發黃，口乾，鼻流清涕或衄血，咽喉腫痛閉塞，肩前及上臂疼痛，大指食指疼痛難於活動。邪氣有餘經脈經過其處則腫脹發熱，邪氣侵襲致正氣已虛則發冷寒戰難於自復。

治療上述疾病，本著邪盛則瀉之、氣虛則補之的原則，屬熱的速刺不留針，屬寒的留針致氣以祛寒。如遇氣虛陷下則採用灸法。不盛不虛，經氣不通則單以本經針刺疏通經氣即

可。邪實正盛者，人迎脈大於寸口脈 3 倍，正氣已虛者，人迎脈反小於寸口脈。

三｜經穴、主病歌

二十穴手陽明連，是主目黃口內乾，
商陽甲根三二間，赤白肉際節後前，
歧骨陷中是合谷，陽谿掌後兩筋間，
肱骨肘紋定曲池，曲池陽谿一線連，
腕上三寸是偏歷，溫溜五寸蛇頭際，
三里上廉與下廉，二三四寸肘下取，
曲池一寸到肘髎，五里三寸臂臑七，
肩上歧骨是巨骨，肩峰舉臂取肩髃，
扶突廉泉三寸程，直下一寸入天鼎，
鼻旁五分是迎香，翼下禾髎水溝平。

　　　　※　　※　　※

急救指麻商陽找，瘧疾寒熱二間了，
合谷頭面本經病，喉痹齒痛三間好，
局部鄰近痛與木，陽谿而上至巨骨，
上肢百病應三穴，肩髃曲池與合谷，
腕中陽谿治頭疼，腘下臂臑目不明，
曲池發熱發隱疹，扶突天鼎項病停，
口眼喎斜鼻中病，禾髎迎香取之靈。

【釋義】

　　手陽明大腸經共 20 個腧穴（圖 11～圖 18），從商陽開始順序是商陽、二間、三間、合谷、陽谿、偏歷、溫溜、下廉、上廉、手三里、曲池、肘髎、手五里、臂臑、肩髃、巨骨、天鼎、扶突、口禾髎、迎香。

　　經穴、主病歌並不按此順序。實際針灸治療時，針灸醫生為取穴準確，先要找準該經上位置明顯、不易偏差的穴位，

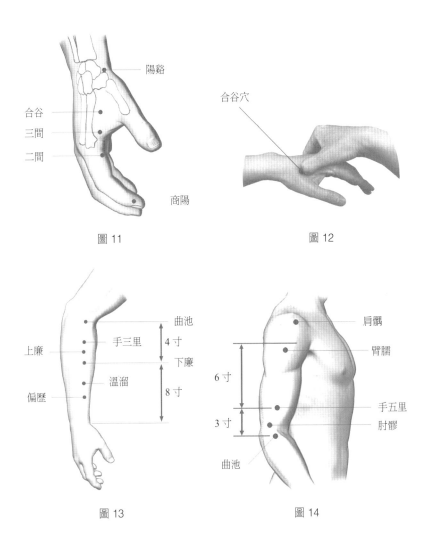

圖 11　　　　　　　　　　　圖 12

圖 13　　　　　　　　　　　圖 14

以這種穴位為準，再用與之相關距離找出其他穴位。

　　本歌訣就是依據臨床施針的實際編撰，有時也為合轍押韻的原因，顛倒經穴順序。此原則在手太陰肺經中已有說明，以下介紹經絡和經穴時不再贅述。

　　手陽明經 20 個穴位用以治療外邪侵襲及本經本腑病從內生的疾病。更加突出的所治病症是耳聾和外感性疾病。商陽穴在食指橈骨側甲根處，約距甲根 1 分。沿赤白肉際向上，食指

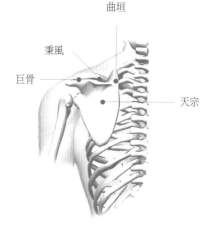

曲垣

秉風

巨骨

天宗

圖 15

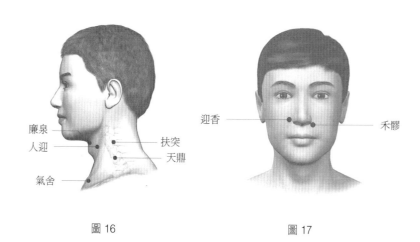

廉泉

人迎

扶突

天鼎

氣舍

迎香

禾髎

圖 16

圖 17

根節與第二掌骨形成的掌指關節，關節前是二間，關節後是三間。沿赤白肉際向上延伸達於第一、第二掌骨交叉處，稍偏於食指側是合谷穴。再向上達於腕，向上伸展大指時突起兩根肌腱，即大指的長伸肌和短伸肌肌腱，兩肌腱凹陷處是陽谿穴。屈肘肘紋外頂端與肱骨外上髁連線的中點是曲池穴。將陽谿和曲池連一條直線，腕上 3 寸是偏歷穴，腕上 5 寸是溫溜穴。用力握拳，讓前臂肌肉顯現，由肘向腕方向突起一條肌肉如蛇狀

指向陽谿，蛇頭處正是溫溜穴。其實很多經穴也如溫溜穴，處於筋骨肌腱交叉處。

　　在陽谿穴、曲池穴這條連線上，如果從曲池向陽谿方向取穴，肘下2寸是手三里穴，肘下3寸是上廉穴，肘下4寸是下廉穴。由曲池穴向上沿赤白肉際，上1寸是肘髎穴，3寸是手五里穴，7寸是臂臑穴。如果上臂赤白肉際不好觀察，也可將曲池穴與肩髃穴連線，由曲池向上3寸是手五里穴，向上7寸是臂臑穴。肩上歧骨即肩胛骨與鎖骨在靠肩峰相交叉處是巨骨穴。而肩髃穴在肩峰前緣。

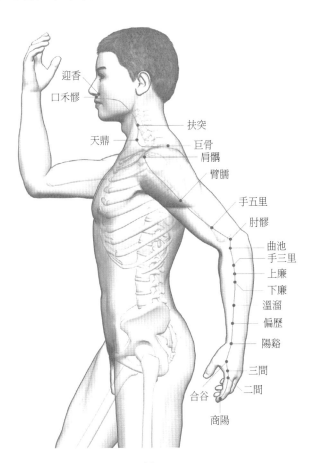

圖 18

所謂肩峰是垂上臂時由上臂表面向上延伸，由肩上平面向外延伸這兩個平面相交為肩峰。肩髃穴的另一個取法是將上臂伸直平舉，肩峰形成兩個凹陷，前方那個凹陷即肩髃穴。針刺時針體與肩峰垂直，針可刺入肩關節。但須囑咐患者臂不要動，否則肱骨頭會壓彎、壓住針體，如將針體壓斷就更加麻煩，切切注意。

再向上經絡分支由缺盆上達於頸部，有天鼎、扶突兩穴，這兩個穴的簡便取法是先認出任脈的廉泉穴。該穴的取法是頭微仰在喉結上緣與身體前正中線相交處。廉泉穴外 3 寸是左右扶突穴。扶突穴直下 1 寸是天鼎穴。兩側鼻翼旁 5 分是左右迎香穴。而鼻翼下與督脈水溝穴相平是口禾髎穴。而督脈水溝穴是在鼻下人中上 1/3 與下 2/3 相交處。

【注】

手指麻木、急救選取商陽穴。三間穴治療手掌疼痛，二間穴可以治療瘧疾。合谷穴是手陽明大腸經重要穴位，頭面部疾患及本經所治各種疾病均可選取合谷穴。以上 4 個穴位治療牙疼、喉痹均有療效。

從陽谿到巨骨的臂上穴位，鄰近取穴對臂部的麻木疼痛均有無爭議的效果。肩髃、曲池、合谷穴對上肢的各種病症更是首選之穴。陽谿穴雖在腕中，遠程取穴治療頭疼效果顯著。

灸刺臂臑穴有明目作用。曲池穴是治療外感發燒的重要穴位，安全又有效，能祛風清熱當然對發燒、皮膚癮疹就有可靠的治療作用。頸項部疾病鄰近取扶突、天鼎穴無疑會有效。口眼喎斜以及鼻部各類疾病取禾髎、迎香穴效果顯著，缺點是針刺痛感過重。

◯ 足陽明胃經

一 | 經絡循行

【原文】

　　胃足陽明之脈起於鼻之交頞中，旁納太陽之脈，下循鼻外，入上齒中，還出挾口環唇，下交承漿，卻循頤後下廉出大迎，循頰車上耳前，過客主人，循髮際至額顱。其支者從大迎前下人迎，循喉嚨入缺盆，下膈，屬胃，絡脾。其直者從缺盆下乳內廉，下挾臍入氣街中。其支者起於胃口，下循腹裡，下至氣街中而合，以下髀關，抵伏兔，下膝臏中，下循脛外廉，下足跗，入中指內間。其支者下廉三寸而別，下入中指外間。其支者別跗上入大指間出其端。

《靈樞》卷三・經脈第十

【譯文】

　　足陽明胃經起於鼻旁的迎香穴，向上行到達鼻梁凹陷處。在這裡，接納了足太陽膀胱的經脈，該經脈的起點是眼大眥內緣的睛明穴。與足太陽膀胱經脈交接後向下行，正對瞳孔垂直向下，進入上齒中，再從上齒出來繞口而行，左右足陽明之脈在這裡對稱而繞口，就形成了挾口之勢並在下唇下的承漿穴兩脈相交。

　　然後各向後走，沿著腮後的下緣出於大迎穴，這個穴是在咬肌前有動脈搏動處。經絡繼續前行到達下頷角，即頰車穴，它的取法是咬物時咬肌突起的高點，鬆弛時又形成肌肉凹陷處。從這裡上行，路過耳前，再經過客主人穴，即足少陽膽經的上關穴，到達額角，折轉向內，沿髮際而行，到達額顱。額為前額骨，顱為頭蓋骨。經文並未講明所到的終點，但其路

徑為循髮際，所以到達之點應在督脈神庭穴稍下方的髮際線上。

神庭穴是在髮際內 0.5 寸，而不在髮際線上。所見如何，請學者正之。它的支脈從大迎前下人迎穴，沿喉嚨入缺盆內側，實為氣舍穴，再橫行至缺盆中與乳頭直對的缺盆穴，下膈，到達本經所屬的胃腑，再絡繞於脾臟。它的直行經脈從缺盆穴下乳內，繼續下行挾臍入氣街，即氣衝穴。另一條支脈起

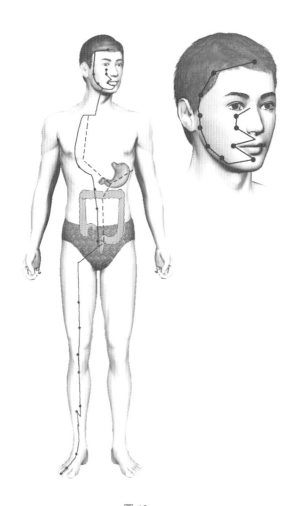

於胃口，沿腹內下行，達於氣街，與直行經脈在此匯合。匯合後向下行到髀關穴，至於伏兔上，即股四頭肌之上，實為股直肌肌腹中的伏兔穴。再向下行入於膝臏之中，再向下沿小腿外側前緣下達於足背，向前入中趾內側。又有一條支脈從膝下 3 寸的足三里穴分別而出，下入於中趾外側。最後一條短的支脈從足背衝陽穴分別而出入大趾間，達於大趾的頂端，在此處與足太陰脾經相連接。

足陽明胃經經絡循行示意圖見圖 19。

二 │ 經絡主病

【原文】

是動則病灑灑振寒，善呻數欠，顏黑。病至則惡人與火，聞木聲則惕然而驚，心欲動，獨閉戶塞牖而處，甚則欲上高而歌，棄衣而走，賁響腹脹，是謂骭厥。是主血所生病者，狂瘧溫淫，汗出，鼽衄，口喎，唇胗，頸腫喉痺，大腹水腫，膝臏腫痛，循膺乳、氣街、股、伏兔、骭外廉、足跗上皆痛，中指不用。氣盛則身以前皆熱，其有餘於胃，則消谷善飢，溺色黃；氣不足則身以前皆寒，栗；胃中寒則脹滿。為此諸病，盛則寫之，虛則補之，熱則疾之，寒則留之，陷下則灸之，不盛不虛以經取之。盛者人迎大三倍於寸口，虛者人迎反小於寸口也。

《靈樞》卷三·經脈第十

【譯文】

外邪侵入本經出現身冷寒戰，頻頻呻吟，不斷呵欠，顏面無光澤。疾病發作時不願意靠近人與火，係因雖形寒而實內熱，高燒則煩躁而厭人靠近，熱熾則喜涼惡熱。聞木聲則驚惕心悸，係因該經胃腑屬土，木能剋土，邪侵土虛故聞木聲則驚悸。心煩則喜獨處，關門閉戶，甚則欲上高而歌、棄衣而走實

為高熱擾神，熱盛致狂的精神症狀。賁響腹脹為腹部症狀，高熱厭食、腹內空虛則腸鳴作響，熱盛秘結，大便不下則腹脹。厥為寒，骭即脛骨古稱。骭厥之症實為高熱厥逆，內真熱而外假寒，四肢反厥冷之病。骭厥這一古病名的釋義是筆者的解釋，盼望有識者正之。

如本經所屬的胃腑病從內生於血分發病，也有熱盛致狂、寒戰如瘧、高熱難退之症。汗出、流涕、鼻衄、嘴喎、口唇潰瘍、脖頸腫痛、咽喉腫痛、腹部鼓脹水腫。胃主受納，主氣分而不主血，經文明確提出是主血所生病者，只能理解為脾統血，脾胃相表裡之意。

至於經文所述膝臏腫痛以下至中趾不用止，均為本經所經過的部位，腑經為病，所過之處必顯症狀。邪氣盛於胃腑，身以前發熱。熱盛則傷陰，陰虛內熱顯現中消症狀，食量增加，易於飢餓，但食而不為肌膚。內熱盛則尿必黃。邪氣傷正，正氣已虛則身寒，甚至顫慄。

至於經文有身以前皆寒的論述，筆者認為不應過於拘泥理解為只限身前寒。如刻意解釋只能認為胃腑靠近前腹，胃部變化可從前腹觸及。胃腑之後，有脊柱、脊背，胃部變化不易從背部感知。胃腑氣虛有寒則脹滿是因為胃氣主下行，氣虛有寒，氣機不下，必致胃脘脹滿。

治療以上各種病症仍遵盛則瀉之、虛則補之的治療大法。屬熱者宜疾刺而不留針，屬寒的留針致氣以祛寒，氣虛下陷的採用灸法，經氣不通，不能體現虛實的單以本經疏通經氣即可。邪盛而正不虛者，人迎脈搏動幅度大於寸口脈 3 倍，正氣已虛者人迎脈搏動小於寸口脈。

三 | 經穴、主病歌

四十五穴連胃經，目下四白一寸應，
承泣七分緣眶取，鼻旁巨髎瞳下清，
口角四分是地倉，肌前大迎脈伏揚，

曲頰陷中取頰車，顴骨弓下下關藏，
頭維髮際內五分，人迎寸半結喉旁，
鎖上氣舍對人迎，中央水突對天鼎，
缺盆氣戶到庫房，屋翳膺窗到乳中，
乳中之下乳根取，胸穴一骨上下應。
臍旁二寸天樞應，腹部諸穴一寸程，
不容承滿入梁門，關門太乙滑肉門，
天樞外陵下大巨，水道歸來入氣衝。
髀關直對膝臏中，橫行恰與會陰平，
梁丘陰市抵伏兔，二三六寸膝上行，
膝眼陷中取犢鼻，下行三寸到三里，
上廉六寸下廉九，條口豐隆八寸取。
解谿足腕兩筋中，衝陽足背最高峰，
陷谷內庭隔二寸，趾端屬兌根內庭。

※　※　※

頭痛喎劈頭穴應，項穴喘咳與喉病，
胸痛咳嗽胸上取，腹痛腹脹腹穴靈，
外陵以下應小腹，天樞以上胃病應，
下肢痿痺股上取，膝下犢鼻到豐隆，
承泣四白眼病躅，牙痛巨髎到下關，
下關頰車固頷脫，頭維頭痛人迎眩，
乳病乳根與膺窗，不容承滿嘔脹酸，
大巨水道利小溲，太乙滑肉狂與癲，
天樞歸來調月經，天樞瀉痢痛臍邊，
陰市梁丘病在膝，麻痺冷痛礙膝關，
犢鼻膝病胃經病，祛痰化痰豐隆先，
解谿踝疾衝陽禁，陷谷以下治牙宣，
甲根屬兌能救急，陷谷內庭愈頭顏。

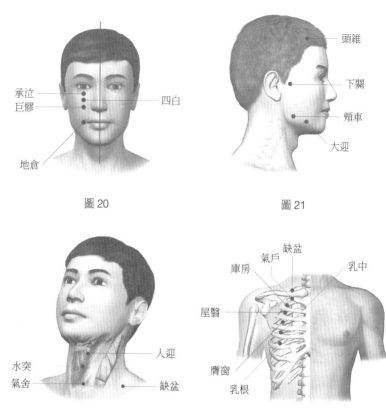

承泣
巨髎
四白
地倉

圖 20

頭維
下關
頰車
大迎

圖 21

水突
氣舍
人迎
缺盆

圖 22

缺盆
氣戶
庫房
乳中
屋翳
膺窗
乳根

圖 23

【釋義】

　　足陽明胃經共有 45 個腧穴（圖 20～圖 28）。目正視，瞳孔直下 1 寸的位置是四白穴，用指尖仔細摸，該穴下正是眶下孔的凹陷處，用指端稍加壓會感覺眼內有微酸感。該穴直上，下眼眶邊緣是承泣穴。其直下方，橫行正對鼻翼下緣是巨髎穴。再直下橫行正對口角是地倉穴，地倉穴距口角的距離是 4 分。再向下咬肌前有動脈搏動處是大迎穴。凡穴下有脈搏搏動均禁針。

　　前文手太陰肺經太淵穴可治無脈症，施針實屬無奈，操

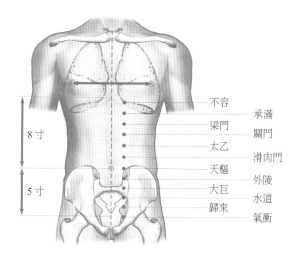

不容
承滿
梁門
關門
太乙
滑肉門
天樞
外陵
大巨
水道
歸來
氣衝

8寸

5寸

圖 24

作時穴位和指尖消毒，用指尖
推開橈動脈，從掌後高骨，即
橈骨頭處小心下針方可無虞。
而本大迎穴不可施針。大迎穴
外側下頜角上，咬肌鬆弛時的
凹陷處，咬肌緊張時隆起的高
點是頰車穴。頰車上方顴骨弓
下，下頜關節處是下關穴。施
針時應讓患者正常閉口。若開
口施針，患者一旦閉口，下頜
關節會壓住、壓彎針體。下關

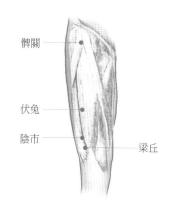

髀關
伏兔
陰市
梁丘

圖 25

穴之上是頭維穴，該穴處於額角髮際內 0.5 寸，平行距前額正
中線是 4.5 寸。

　　本經在頸部有 3 個穴：人迎、水突、氣舍。先取人迎，
該穴在結喉平行線上，旁開 1.5 寸，為頸動脈搏動處。筆者主
張此穴禁針。不僅禁針，也不可以指用力按壓，那樣會反射性
引起心臟停搏。該穴直下鎖骨窩上是氣舍穴。氣舍穴與人迎穴

靈素針

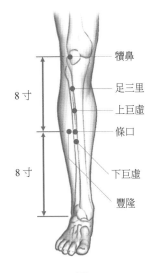

犢鼻

足三里

上巨虛

8寸

條口

下巨虛

8寸

豐隆

圖 26

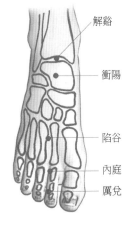

解谿

衝陽

陷谷

內庭

厲兌

圖 27

中點是水突穴，該穴與手陽明大腸經天鼎穴平行相對。從氣舍穴橫行向外達於缺盆中點是缺盆穴。

　　從缺盆穴直下路過乳頭達於乳根穴這條下行直線上，共 7個穴，分別是缺盆、氣戶、庫房、屋翳、膺窗、乳中、乳根。這 7 個穴每兩個穴相隔一骨，缺盆穴與氣戶穴相隔鎖骨，其餘為相隔一根肋骨。從胸部最下一個穴乳根穴，向內斜下到達腹部的不容穴。腹部共 12 個穴，每兩個穴之間相隔 1 寸，均在從不容穴到天樞穴再到氣衝穴這條直線上。天樞穴在臍旁平行2 寸處，氣衝穴在陰毛外側腹股溝中點股動脈搏動處。

　　按由上到下的順序分別是不容、承滿、梁門、關門、太乙、滑肉門、天樞、外陵、大巨、水道、歸來、氣衝穴。下肢大腿前有 4 個穴，分別是髀關、伏兔、陰市、梁丘穴。取穴法是從髂前上棘到髕骨外緣連一直線，髀關穴是這條線上與會陰相平的位置。從髕骨上緣向上 2 寸是梁丘穴，3 寸是陰市穴，6 寸是伏兔穴。小腿上沿小腿外側前緣有 6 個穴，分別是犢鼻、足三里、上廉（亦稱上巨虛）、條口、豐隆、下廉（亦稱

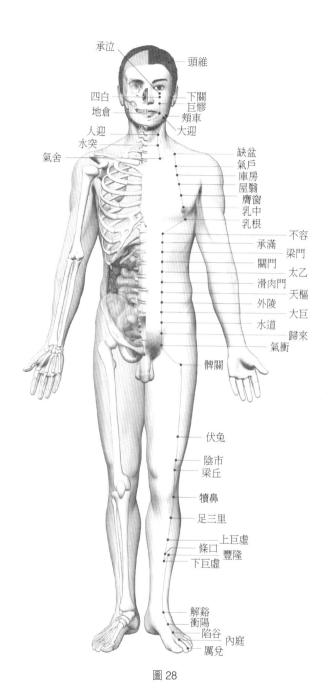

承泣
頭維
四白
地倉
下關
巨髎
頰車
大迎
人迎
水突
氣舍
缺盆
氣戶
庫房
屋翳
膺窗
乳中
乳根
不容
承滿
梁門
關門
太乙
滑肉門
天樞
外陵
大巨
水道
歸來
氣衝
髀關
伏兔
陰市
梁丘
犢鼻
足三里
上巨虛
條口
豐隆
下巨虛
解谿
衝陽
陷谷
內庭
厲兌

圖28

下巨虛）。犢鼻在外膝眼中心，足三里在膝眼下 3 寸，膝眼下 6 寸是上巨虛，膝眼下 8 寸是條口，條口向後平行 1 寸是豐隆，膝眼下 9 寸是下巨虛。

足上 5 穴的位置是，足腕前橫紋中點兩筋形成的陷窩中，即踇長伸肌和趾長伸肌肌腱形成的陷窩中是解谿穴。足背高峰有足背動脈搏動點是衝陽穴，此搏動的脈搏古稱趺陽脈，是三部九候的一個診察點。此脈萬不可傷，醫諺曰：衝陽出血赴幽冥。足背二、三蹠骨結合部凹陷處是陷谷。二趾趾根與三趾形成的趾縫處是內庭。二趾趾端外側甲根處是厲兌。

【注】

本經頭、項、胸、腹上的穴位均可就近取穴治療相應部位的疾患。頭上諸穴可以治療頭痛、頭暈、口眼喎斜，項上的 4 穴治療喘咳、咽喉部疾病。

這 4 個穴筆者主張人迎穴不用。水突、氣舍穴亦距頸動脈較近；缺盆穴下是肺尖，進針深了會致氣胸，特別是肺氣腫的患者，本身就肺脹，更有發生氣胸的危險，施針均應如履薄冰。胸痛、咳嗽取胸上諸穴。

從氣戶到乳根胸部共 6 個穴位，其中乳中只是個標誌性穴位，不針不灸。其餘 5 穴施針方向背向胸骨柄，針體與胸軸一致平斜進針，不可垂直於胸壁進針。腹痛、腹脹等腸胃疾患，就近取腹部的穴位療效直接。

腹部 12 個穴位中氣衝穴下靠近股動脈，用針須特別小心，歸來穴也需謹慎，其他的穴位就很安全。諺曰：背部薄如餅，腹部深如井，此之謂也。外陵穴以下大巨、水道、歸來穴治療小腹疾病應當首選，天樞以上的穴位不容、承滿、梁門、關門、太乙、滑肉門對胃部疾患更有效應。下肢疼痛痿軟疾患就近取下肢穴。犢鼻、足三里、上巨虛、條口、豐隆更是針灸醫生最喜用安全又作用強的穴位。

面部穴位承泣、四白治療眼部疾患。巨髎、地倉、頰

車、下關治療牙痛，特別是下關、頰車使用最多，安全有效，手法好可一針病瘥。取穴要準，下針要狠，效果才好。當然也要看患者狀況，老人、高血壓患者、心臟病患者，雖患牙痛也不可像上面所說的準、狠用針，準是要準，千萬別狠。下關、頰車兩穴在下頜骨脫臼復位後，針刺、艾灸會起關節鬆弛、增強肌力、穩固下頜的作用。頭維穴治頭痛，人迎穴在理論上可治眩暈。但治眩暈辦法很多，沒必要拿人迎穴去冒險。乳腺疾病針與灸取乳根、膺窗效果直接。不容、承滿對反胃、泛酸、嘔吐、脘脹的療效毋庸置疑。大巨、水道兩穴可通利小便，用於腎性水腫、尿路感染及淋病等症。太乙、滑肉門可治癲、狂、鬱證。月經不調可選取天樞、歸來，天樞穴最常用於腹痛、腹瀉、痢疾等病。陰市、梁丘穴用治膝關節各類疾病。膝關節病犢鼻穴更不可或缺。

其實治療足陽明胃經各類疾病的針灸配方中，犢鼻穴是優選之穴。祛痰、化痰自然要選取胸上穴位，而遠程配以豐隆效果更佳。解谿穴治療足踝部疾患。陷谷、內庭用治頭面部疾患、牙齦腫痛。昏迷抽搐厲兌穴可起救急作用。

○ 足太陰脾經

一 │ 經絡循行

【原文】

　　脾足太陰之脈起於大指之端，循指內側白肉際過核骨後，上內踝前廉，上踹內，循脛骨後交出厥陰之前，上膝股內前廉，入腹，屬脾，絡胃，上膈，挾咽，連舌本，散舌下。其支者復從胃別上膈，注心中。

《靈樞》卷三・經脈第十

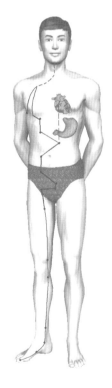

【譯文】

　　足太陰脾經起於大趾的前端內側，沿足內側赤白肉際路過大趾根節與蹠骨形成的關節，上達於踝關節內側前緣，上踹，即小腿肚。經文用踹字，趾指腨踹通假字，古文常見，不必認為誤寫。

　　從小腿肚內沿脛骨之後與足厥陰肝經在三陰交穴會合後行走於足厥陰肝經之前，上抵膝關節內側前緣，再上大腿骨內側前緣，進入腹內，抵達本經脈隸屬於的脾臟，再絡繞於胃，上膈肌，達咽部，左右兩經對稱從本側達於咽，形成挾咽之勢，再向上連到舌根，散於舌下。它的支脈另外從胃腑分別而出，穿過膈肌，注入心中，在這裡與手少陰心經相連。

　　足太陰脾經經絡循行示意圖見圖29。

二 | 經絡主病

【原文】

是動則病舌本強，食則嘔，胃脘痛，腹脹，善噫，得後與氣，則快然如衰，身體皆重。是主脾所生病者，舌本痛，體不能動搖，食不下，煩心，心下急痛，溏瘕泄，水閉，黃疸，不能臥，強立股膝內腫厥，足大指不用。為此諸病，盛則寫之，虛則補之，熱則疾之，寒則留之，陷下則灸之，不盛不虛以經取之。盛者，寸口大三倍於人迎，虛者，寸口反小於人迎也。

《靈樞》卷三·經脈第十

【譯文】

外邪侵入本經會造成舌根轉動不靈，食後嘔吐，胃痛，腹脹，多屬消化障礙疾患。頻頻噯氣，排便、排氣後覺舒，身體沉重。

如本經所屬的脾臟發生病變，舌根痛，身體難於活動，不欲飲食，食則作脹難下。心煩，心窩部劇烈疼痛，實為胃痛、胃痙攣之類。大便稀溏，下痢，水氣內閉而大小便不通，發黃疸，難於平臥，勉強站立又會膝臏、大腿內腫脹發涼，足大趾難於活動。

治療這些病仍遵邪氣實則用瀉法，正氣虛則用補法，屬熱的疾刺不留針，屬寒的留針致氣以祛寒，氣虛下陷則艾灸以升提，經氣鬱滯不盛不虛的單取本經疏通經氣以治。邪實正盛者寸口脈大於人迎脈，正氣已虛寸口脈小於人迎脈。

三 | 經穴、主病歌

足上赤白脛骨後，二十一穴脾經流，
隱白一分甲根求，大都節前太白後，

太白公孫隔一寸，內踝前陷取商丘，
踝上三寸三陰交，地機八寸漏谷六，
內輔骨下陰陵泉，血海二寸膝上廉，
箕門血海隔六寸，衝門恥骨上邊緣，
衝門七分到府舍，大橫腹結一寸三，
神闕四寸到大橫，大橫腹哀三寸程，
中庭六寸到食竇，天谿胸鄉到周榮，
四穴相隔一寸六，腋下大包六寸行。

※　※　※

太白以下止瀉利，隱白止漏能救急，
公孫之下胃腹痛，胃痛尤以公孫奇，
嘔吐隱白到商丘，商丘黃疸腹脹急，
三陰交能治失眠，生育月經小溲疾，
腹脹腸鳴取漏谷，月事血海到地機，
水腫地機陰陵泉，箕門陵泉癃閉醫，
腹痛瀉利取腹穴，疝痛衝門到腹結，
腹結尤能通便秘，胸穴止痛在胸脅，
喘咳天谿到周榮，穴之所在病所劫。

【釋義】

取穴的第一前提是找準經絡走行。足太陰脾經、足厥陰肝經、足少陰腎經，足之三陰經都起於足，從足走腹。在下肢循行階段，均走內側陰面。太陰在前，厥陰居中，少陰於後。足太陰脾經（圖30～圖35）足上5穴從隱白到商丘均在足內側赤白肉際上；小腿上4穴從三陰交到陰陵泉均在小腿內側前緣，實為緊貼脛骨後緣。隱白穴在踇趾內側距甲根1分的位置。大都穴在踇趾根節與蹠骨形成的關節前，太白穴在該關節後，太白向上1寸是公孫穴，再向上內踝前緣凹陷處是商丘穴。內踝骨頂端上3寸（即患者手五指併攏，食、中、環、小四指的距離，又稱「一夫」）為三陰交穴，這是一個極重要的

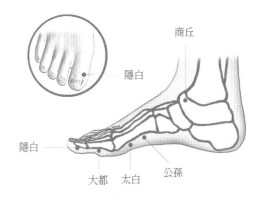

圖 30

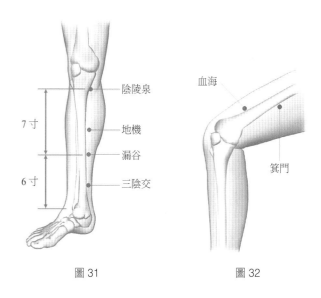

圖 31　　　　　　　　圖 32

穴位，一穴控 3 經，為治療婦科疾病不可或缺的穴位。取穴方便，安全可靠。指下針感、針灸反應、治療配方施治者要潛心體味，充分發揮其治病健身的作用。

　　沿著前面所述本經走行，踝尖上 6 寸是漏谷穴，上 8 寸是地機穴。達於脛骨粗隆下，古稱內輔骨下，是陰陵泉穴，這也是陰經的重要穴位，務請重視。血海穴在髕骨內緣上 2 寸，

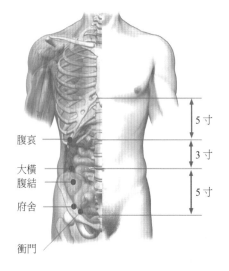

	5寸
腹哀	
	3寸
大橫	
腹結	
	5寸
府舍	
衝門	

圖 33

血海穴再向上 6 寸是箕門穴，該穴在血海與衝門穴的連線上。衝門穴在腹股溝外側，恥骨聯合上緣，從腹中線向外旁開三寸半。衝門穴向外斜上 7 分是府舍穴。府舍、腹結、大橫、腹哀這 4 個穴位在臍旁 4 寸的一條豎線上，大橫穴平行與臍中心即任脈的神闕穴相對，大橫下 1.3 寸是腹結穴，大橫上 3 寸是腹哀穴。由腹哀穴向內斜上，在胸骨柄與劍突根部，解剖學稱胸劍聯合的位置抵達胸腹正中線，這個位置是任脈的中庭穴，本經在此與任脈溝通。

　　脾經統血，任主胞胎，經血旺盛，血養胞胎，終究離不開脾統血的功能。治療生育、經血之病，除取衝、任穴外，當合本經腧穴。足太陰脾經與任脈交匯後，橫行向外，達於側胸部，在距胸部中線 6 寸的位置再垂直上行，由下向上共 4 個穴，分別是食竇、天谿、胸鄉、周榮。每兩個穴相距 1.6 寸，實為一根肋骨之隔。食竇穴與中庭穴平行相對，在第五肋間，天谿穴在第四肋間，胸鄉穴在第三肋間，周榮穴在第二肋間，該穴平行與胸骨角相對。本經達到周榮穴後，轉向外下，在腋

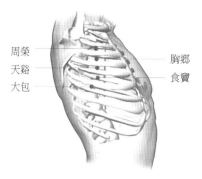

圖 34

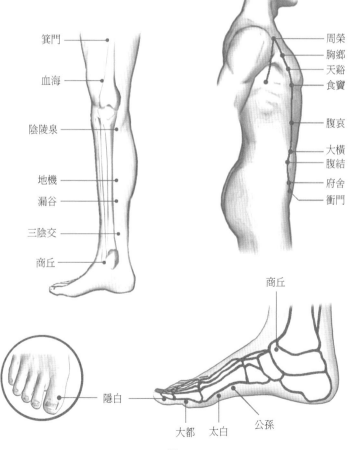

圖 35

下 6 寸的腋中線上，實為第六肋間，達於大包穴。本經由此穴內注於心中，與手少陰心經交接。

【注】

隱白、大都、太白穴均有止瀉功能，用於腹瀉、下利等病。隱白穴可調經止崩漏下血，並用於昏迷抽搐的急救。隱白到公孫穴對胃痛、腹痛均有很好的治療作用，其中公孫穴效果更加神奇。當然穴位的療效與施針者的手法是密切相關的。隱白到商丘穴均有很好的止吐作用，實為行氣降逆、調理胃腸氣機的作用。胃腸氣機以下行為順，並不限於降逆止嘔，凡胃腸氣機不順的各種病症均可選用上述穴位。商丘穴對消除黃疸有獨到之處。三陰交穴可治療失眠、月經不調、崩漏帶下、不孕不育、胎動早產、尿頻尿急、癃閉不通諸症。

據筆者觀察人在 60～70 歲這一老齡段，尤其是女性，往往出現精神抑鬱、煩躁易怒、失眠、咽中異物感、潮熱汗出、周身不適，非止一處，莫名所苦，疑慮罹病，反覆到醫院檢查，往往無明確診斷，但個人卻仍難釋懷。

這一系列症狀多為精神障礙。這一症候群筆者命名為二更症。如果針灸治療，必用三陰交穴。脾胃主消化，為後天之本，脾臟統血，所以本經腧穴均有調理胃腸、調經、治療血分病的功能，不限上述所列諸穴。

腹脹腸鳴可取漏谷穴，月事、血分病可選地機穴。地機、陰陵泉治療水腫，箕門、陰陵泉可治療癃閉，老年男性前列腺肥大即屬此症。疝症可就近選取衝門、府舍、腹結。但只是緩解症狀，根治仍需外科手術。通便腹結穴首選。胸痛等胸部疾患及咳嗽喘促等病可選用本經位於胸壁上的穴位。

❶ 手少陰心經

一 │ 經絡循行

【原文】

心手少陰之脈起於心中，出屬心系，下膈，絡小腸。其支者從心系上挾咽，繫目系。其直者復從心系卻上肺，下出腋下，循臑內後廉，行手太陰心主之後，下肘內，循臂內後廉，抵掌後銳骨之端，入掌內後廉，循小指之內，出其端。

《靈樞》卷三‧經脈第十

【譯文】

手少陰心經從心中發出，向上行，出離心中，屬絡於心臟上端的大動脈，即主動脈、肺動脈，轉而向下，穿過膈肌，絡繞於小腸。

它的支脈從心上大動脈上行，達於咽部，左右兩脈對稱而行，形成挾咽之勢，再上行係連於眼後與腦相連的脈絡。它直行的經脈也從心臟上部的大動脈出發，反轉旁行達於肺，從肺出腋下，再走上肢，從上臂內側下緣，即肱二頭肌下緣行走於手太陰肺經、手厥陰心包經之後，下抵肘內側下緣，再沿前臂內側下緣抵達手掌後小指側高骨頂端，入於掌內側下緣，沿小指內側抵達小指端。在這裡與手太陽小腸經交會。

需要說明的是對心系的釋文出於己見。《靈樞》在十二經循行文中提到肺系、目系、心系這三系。1963年版《靈樞經白話解》中肺系直言就是氣管，目系為眼球內聯於腦的脈絡。這兩系均為物上端蒂系之意，形似果類之上蒂。而心系則引滑伯仁語：「五臟系皆通於心，而心通五臟系也。」滑氏所說的是五臟系，並非心系。語意泛泛，不足為引。按肺、目兩系之

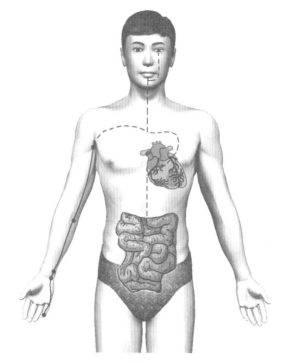

圖 36

解，理解為心上大動脈為妥。經文「其支者從心系上挾咽」的
走行與此解相符。

手少陰心經經絡循行示意圖見圖 36。

二 ｜ 經絡主病

【原文】

是動則病嗌乾，心痛，渴而欲飲，是為臂厥。是主心所
生病者目黃，脅痛，臑臂內後廉痛，厥，掌中熱痛。為此諸病
盛則寫之，虛則補之，熱則疾之，寒則留之，陷下則灸之，不
盛不虛以經取之。盛者寸口大再倍於人迎，虛者寸口反小於人
迎也。

【譯文】

外邪侵入本經會出現心痛、渴欲飲水的症狀。這是因為本經內行於心、肺、小腸，外循於上臂、肘、手。經氣逆亂，所過之處出現上述症狀，病名為臂厥。

如果本經所屬系的心臟氣機不順病從內生，就會出現兩目發黃、胸脅疼痛、上臂內側下緣疼痛發涼、掌中發熱而痛。

出現症狀的部位，也是本經循行之處，也屬氣機不順的反應，並非真心之病。古諺：「真心疼必死，真頭痛必亡。」如果真心痛即心肌梗塞發生，當時不可施針。不是真心痛發生，僅是經文所列上述病症，則遵照邪盛則瀉之、正虛則補之的治療大法，屬實熱的速刺不留針，屬寒的留針致氣以祛寒，氣虛下陷艾灸以升提，經氣阻滯無虛實可言的單取本經疏通經氣以治。

邪盛正實寸口脈大於人迎脈，幾乎是其二倍；病久致虛寸口脈則小於人迎脈。

三 | 經穴、主病歌

心經九穴細端詳，是動是主心神殃，
喜笑癲狂發譫語，盜汗暴喑舌本強，
極泉腋內兩筋中，肘上三寸是青靈，
紋頭少海五分取，肌內神門入腕中，
陰郄通里與靈道，均隔五分臂上行，
握拳指間取少府，小指甲內乃少衝。

　　　　　※　　※　　※

手指肘臂麻與疼，心悸心疼九穴應，
極泉痛而在胸脅，肘臂尤宜取青靈，
少海瘰癧肘臂急，靈道通里暴喑疾，
又治舌強語不得，吐血盜汗乃陰郄，
神門心神與癲狂，掌熱掌痛少府宜，

少衝本屬十二井，救急善能治昏迷。

【釋義】

手太陰肺經、手厥陰心包經、手少陰心經，這 3 條經脈均起於胸，沿上臂陰面，即內側面達於手。太陰在前，厥陰在中，少陰在後。亦即太陰沿上臂、下臂的前緣，舉臂時為上緣走行。厥陰走中間，少陰則沿上肢內側後緣，舉臂時為下緣行走（圖 37～圖 40）。

極泉穴在腋內兩筋之中，即腋窩中心，針刺時要避開腋動脈。凡下有動脈搏動的穴位，能不針刺盡量不針刺。青靈穴在肘上 3 寸。屈肘，肘橫紋頭外 5 分，即肘紋頭與肱骨內上髁連線中點是少海穴。神門穴在腕橫紋尺骨側的陷窩中。實為尺側腕屈肌腱內側陷窩中。神門穴之上還有陰郄、通里、靈道 3 個穴。陰郄穴在腕橫紋上 5 分，通里穴在腕橫紋上 1 寸，靈道穴在腕橫紋上 1.5 寸。少府穴在手掌第四、第五掌骨間，握拳時在小指與無名指指端縫隙間。小指甲根內側 1 分處是少衝穴。

【注】

心悸、心疼、上肢及手部疼痛麻木等病心經九穴均可選用。胸脅疼痛可選極泉穴，肘臂疼痛近取青靈穴。

少海穴除就近取穴治療肘臂疼痛攣急外，對瘰癧有很好療效。瘰癧為淋巴結疾患，如淋巴結結核、淋巴結炎之類。通里、靈道穴可治突然瘖啞，又可治療舌根發硬、言語模糊等。陰郄穴可止吐血、陰虛盜汗等病。

神門穴治心神不寧、心悸怔忡、抑鬱煩躁、少寐多夢、精神分裂症等各類精神、神經疾患。前文筆者所述的二更症，三陰交、神門均屬必選之穴。掌熱、掌痛等手掌疾患近取少府穴療效肯定。少衝穴為十二井穴之一，昏迷抽搐用於急救醫界盡知。

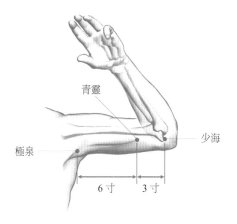

青靈

極泉

少海

6寸 3寸

圖 37

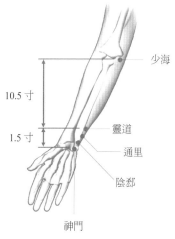

少海

10.5寸

1.5寸

靈道

通里

陰郄

神門

圖 38

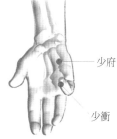

少府

少衝

圖 39

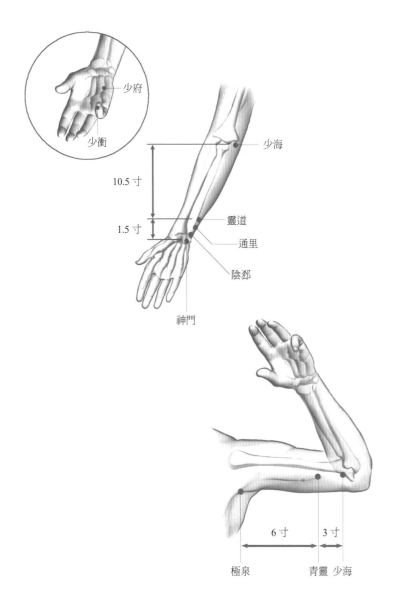

少府

少衝

少海

10.5 寸

1.5 寸

靈道

通里

陰郄

神門

6 寸

3 寸

極泉

青靈 少海

圖 40

⊙ 手太陽小腸經

一 | 經絡循行

【原文】

小腸手太陽之脈，起於小指之端，循手外側，上腕出踝中，直上循臂骨下廉，出肘內側兩筋之間，上循臑外後廉，出肩解，繞肩胛，交肩上，入缺盆，絡心，循咽，下膈，抵胃，屬小腸。其支者從缺盆循頸，上頰，至目銳眥，卻入耳中。其支者別頰，上䪼，抵鼻，至目內眥，斜絡於顴。

《靈樞》卷三·經脈第十

【譯文】

手太陽小腸經起於小指頂端，沿著手外側下部赤白肉際上達於腕部，出到腕後小指側高骨上，實為尺骨莖突上，再向上沿前臂外側下緣，即尺骨下緣，出於肘的兩骨之間，經文為兩筋之間。

按本經在肘部只有小海穴，該穴是在尺骨鷹嘴與肱骨內上髁中間，確係兩骨之間更明確。該經從這裡繼續向上沿著上臂外側後緣上出於肩關節，繞行肩胛骨，達於肩上，再向前進入缺盆，由此進入胸內，繞絡於心上，繼續順食管穿過膈肌，達於胃腑，屬絡於本腑小腸。它的支脈從缺盆向上，沿頸部上抵面頰，達於目外眥，再由此反轉進入耳中。

另外一條支脈從前一條支脈由面頰上分出，上出於上頜骨上部，抵達於鼻，再進而到目內眥，即大眼角處，再由此折返散絡於顴骨部。本經在目內眥與足太陽膀胱經連接。

手太陽小腸經經絡循行示意圖見圖41。

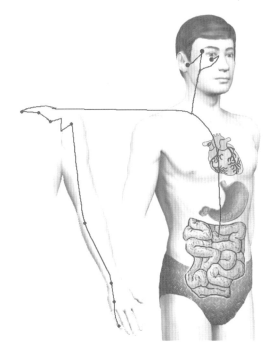

圖 41

二 ｜ 經絡主病

【原文】

是動則病嗌痛，頷腫不可以顧，肩似拔，臑似折。是主液所生病者，耳聾，目黃，頰腫，頸、頷、肩、臑、肘、臂外後廉痛。為此諸病盛則寫之，虛則補之，熱則疾之，寒則留之，陷下則灸之，不盛不虛以經取之。盛者人迎大再倍於寸口，虛者人迎反小於寸口也。

【譯文】

外邪侵入本經會發生咽喉疼痛，下頜腫痛致頭部不敢轉動。肩痛如有外力牽拔，上肢痛如折斷。是主液所生病者，係因「小腸者受承之官，化物出焉」（《黃帝內經‧素問》靈蘭秘典論），傳輸化物，分清利濁，皆為液。清者為精微，溥布周身；濁者為糟粕轉送膀胱與大腸，故稱液所生病者。小腸為病，清濁之液難分，則會出現耳聾，目睛發黃，面頰腫脹，頸部、下頜部、肩部、上肢、肘臂外側後緣疼痛。發病部位皆為本經循行之處。

治療這些病仍需遵循邪盛則瀉、正虛則補的治病大法，屬熱的速刺不留針，屬寒的留針致氣以祛寒，氣虛下陷則艾灸以升提，經氣鬱滯難辨虛實的單取本經疏通經氣以治。邪實正盛人迎脈大於寸口脈兩倍，正氣已虛人迎脈則小於寸口脈。人迎寸口脈之大小望同道細心體察，深思經義，或可在人體生理病理上有所發現，經文反覆論及定有其理。

三 ｜ 經穴、主病歌

十九腧穴手太陽，少澤小指甲根旁，
前谷後谿隔本節，腕骨陽谷以骨量，
養老轉手取踝空，小海肘內兩骨中，
陽谷小海連一線，支正腕上五寸應，
肩貞腋紋上一寸，臑俞二寸岡下清，
岡下天宗對神道，直對岡上取秉風，
秉風寸半到曲垣，外俞陶道三寸聯，
中俞大椎隔二寸，肌外天窗對廉泉，
天容耳下曲頰後，顴髎顴骨下邊緣，
顴髎銳眥遙相對，聽宮張口陷耳前。

　　　　　※　※　※

肩臂肘手疼與木，少澤直到肩中俞，

眼病前谷到支正，小海之下耳病蘇，
少澤催乳能救急，瘧疾頭痛取後谿，
腕骨黃疸支正眩，養老能把癃閉醫，
肩中俞治頭項疼，喘咳外俞到天容，
癭氣暴喑取天窗，天容耳疾與牙疼，
顴髎喎斜頭面楚，耳病不可忘聽宮。

【釋義】

手三陽經均起於手走於頭，均循手臂外側陽面而行。陽明在前，少陽在中，太陽在後。手太陽小腸經沿手外側後緣赤白肉際上行，沿前臂外側後緣上達上臂外側後緣，達肩上頭面。取穴時不可專注尺寸而忽略本經循行（圖42～圖45）。

少澤在小指尺側甲根旁 1 分，即 0.1 寸處。小指根節與第

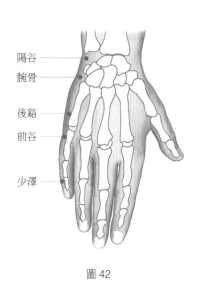

圖 42

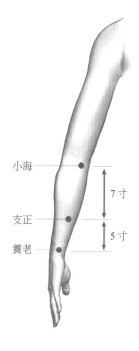

圖 43

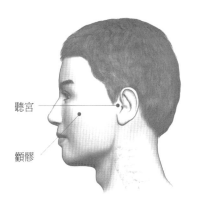

聽宮

顴髎

圖 44

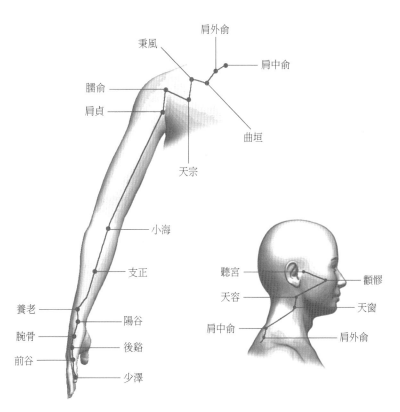

肩外俞

秉風

肩中俞

臑俞

肩貞

曲垣

天宗

小海

支正

養老

陽谷

腕骨

後谿

前谷

少澤

聽宮　　　　　顴髎

天容

天窗

肩中俞

肩外俞

圖 45

五掌指關節，在緊貼關節處，其前是前谷，其後是後谿。不要忘記這兩個穴均在赤白肉際上。由赤白肉際向上達腕橫紋外末端，有一圓形骨，解剖學稱三角骨，其前為腕骨，其後為陽谷。再向上，腕後非常突出的高骨是尺骨莖突。用指尖點於該骨頂端，然後這隻手手掌面向胸，繼續轉掌至小指側對向胸時，指尖所點骨尖沉下，該處反成一凹陷，這一筋骨凹陷處便是養老穴。取穴如此，針刺下針也如此，合理的姿勢是手掌面胸，於凹陷深處進針。

循經向上達於肘端，尺骨鷹嘴與肱骨內上髁中間是小海穴。由小海向陽谷穴連線，腕橫紋上 5 寸是支正穴。再向上，垂臂，腋紋頭上 1 寸是肩貞，上 2 寸是臑俞。臑俞已達肩胛岡下緣。取穴時可以指先輕按肩胛岡，對準腋紋，取穴指漸向下移，達於下凹陷處便是臑俞。其實大多穴位是在骨空、兩筋間、筋骨凹陷處。指尖向下稍重按有酸、脹、麻感，應取穴正確。

再循經而上達天宗穴。該穴在肩胛岡下窩中央，從肩胛下角向上畫垂直線，平行正對督脈神道穴，也就是平對第五胸椎下，就是此穴。

由天宗穴直上，越過肩胛岡達於肩胛岡上窩深處是秉風穴。由秉風穴向內，即向頸部平走 1.5 寸是曲垣穴。由曲垣穴向上，上行至與督脈陶道穴相對，距陶道 3 寸，與第一胸椎下緣平行相對的位置是肩外俞穴。

再向上是肩中俞穴，該穴平行相距督脈大椎穴 2 寸，也就是 2 寸距離，平對第七頸椎下緣。再向上胸鎖乳突肌後緣與任脈廉泉平行相對是天窗穴。

再向上至下頜角後，向上正對耳屏前緣是天容穴。天容穴上是顴髎穴，該穴平對顴骨下緣，向上直對外眼角。耳屏前，張口呈陷窩處是聽宮穴。該穴施針時讓患者微微張口，留針時保持張口姿勢。

【注】

從少澤穴起直到肩中俞穴都可就近取穴治療肩臂肘手局部的疼痛、麻木痺證、挫傷等病症。前谷、後谿、腕骨、陽谷、養老、支正 6 穴均可治療眼科疾患。而從少澤至小海這 8 個穴位均可治療耳病。

少澤穴是昏迷抽搐的急救穴位，並有催乳作用。後谿穴治療頭痛、瘧疾。腕骨穴可消除黃疸。支正穴對眩暈有顯效。養老穴可治療癃閉，從穴名便知對老年病療效非同一般。小腸升清化濁，轉輸糟粕，對精氣不足、癃閉便秘之症本經其他穴位亦有作用，不獨限於養老穴。

肩中俞穴治療頭項疼痛。而咳嗽氣喘可選肩外俞、肩中俞、天窗、天容穴。天窗穴的特殊作用是治療氣癭、瘖啞，氣癭即甲狀腺腫大。天容穴用於耳病、牙疼。顴髎穴用治口眼喎斜、頭面疼痛。而各類耳病的治療均可選用聽宮穴。

● 足太陽膀胱經

一 │ 經絡循行

【原文】

　　膀胱足太陽之脈起於目內眥，上額，交巔。其支者從巔至耳上角。其直者從巔入絡腦，還出別下項，循肩髆內挾脊抵腰中，入循膂，絡腎，屬膀胱。其支者從腰中下挾脊，貫臀，入膕中。其支者從髆內左右別下貫胛，挾脊內，過髀樞，循髀外，從後廉下合膕中，以下貫踹內，出外踝之後，循京骨，至小指外側。

《靈樞》卷三·經脈第十

【譯文】

　　足太陽膀胱經起始於目內眥，即大眼角，由此上額，抵於頭頂的百會處。經文用交字，是主經抵巔頂，又有兩條支脈由此發出，形成交會態勢。

　　那兩條支脈的一條從巔頂發出後，上耳殼，止於耳的上角；再一條從巔頂出發向顱內入絡於腦髓，再從腦髓返回顱外，下到後頸部，沿著肩胛區內側，挾脊柱下行，沿脊柱兩側肌肉的深部走行，在腰部入腹內，絡繞於腎，向下抵屬於該經的本腑膀胱。其支脈從腰部下行，挾脊柱下行貫穿於臀，再下行達於膝膕窩。

　　另外一條支脈從肩胛區向下貫穿肩胛。經文述左右別下貫胛應指脊柱兩側的膀胱經分別從各自一側貫穿肩胛，之後挾脊柱向下，路過大轉子，沿其外側，從其後下抵膝膕窩，與前一條支脈會合。然後下行，貫穿小腿肚，從小腿肚深部抵足外踝後部，轉沿足外緣赤白肉際，路過小趾後部圓形高骨，即第

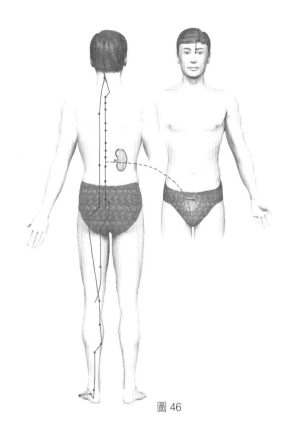

圖 46

五趾骨粗隆，抵於小趾外側端。在該處同足少陰腎經相接。

足太陽膀胱經經絡循行示意圖見圖 46。

二 │ 經絡主病

【原文】

是動則病衝頭痛，目似脱，項如拔，脊痛，腰似折，髀不可以曲，膕如結，踹如裂，是為踝厥。是主筋所生病者，痔、瘧、狂、癲疾，頭顖、項痛，目黃，淚出，鼽衄，項、背、腰、尻、膕、踹、腳皆痛，小指不用。為此諸病，盛則寫之，虛則補之，熱則疾之，寒則留之，陷下則灸之，不盛不虛

以經取之。盛者，人迎大再倍於寸口，虛者，人迎反小於寸口也。

《靈樞》卷三・經脈第十

【譯文】

外邪侵入本經使經氣逆亂，則出現頭部如有氣上沖樣攻沖性疼痛，兩眼如目珠脫出樣痛，頸項如被強力拔伸，脊柱疼痛，腰痛如折斷，髖關節不能屈曲，膝膕窩如被繩捆綁，腿肚如裂開。

以上諸症皆因經氣上逆，足踝不溫，統稱為踝厥。如本經隸屬於的膀胱本腑發病，則會出現痔疾、瘧疾、發狂、發癲。頭囟頸項疼痛，眼發黃，迎風流淚，鼻流清涕，鼻衄血，頸項、後背、腰、臀部、膝膕窩、腿肚、腳這一路本經所經過之處均疼，足小趾不能活動。

治療上述病症仍遵循邪實正盛用瀉法、正氣已虛用補法的治療原則。屬熱的速刺不留針，屬寒的留針致氣以祛寒。氣虛下陷的用艾灸升提。經氣鬱滯難言虛實的單取本經疏通經氣即可。邪實正盛人迎脈搏大於寸口脈搏的兩倍，正氣已虛人迎脈較寸口脈搏為小。

經文論述本腑發病時，文字為是主筋所生病，對此《靈樞經白話解》註釋為足太陽經之陽氣不足以柔養筋而致病。此解似較牽強，本人尚無他解，姑且存之，待高明者發蒙。

三 | 經穴、主病歌

六十七穴膀胱經，皆內一分取睛明，
直上眉頭是攢竹，眉衝五分對神庭，
神庭寸半是曲差，五處寸半平上星，
承光通天到絡卻，一寸五分向後行，
玉枕寸三對腦戶，天柱寸三啞門平。
背對八椎穴獨無，內側一椎向下數，

大杼風門與肺俞，厥陰心督到膈俞，
肝膽脾胃三焦腎，氣海大腸關元俞，
小腸膀胱到中膂，二十一下白環俞。
上髎距中約一寸，橫行直對小腸俞，
一指相隔定八髎，會陽五分對閭骨。
外側二椎向下量，附分魄戶到膏肓，
神堂譩譆入膈關，魂門之下取陽綱，
意舍胃倉到肓門，志室位於十四旁，
二十一旁是秩邊，十九椎旁是胞肓。
承扶臀皺襞中央，委中膕裡屈腿量，
二穴中間是殷門，浮郄一寸下委陽，
委陽一寸委中外，承筋五寸二合陽，
承山腓腸分肉尋，飛揚七寸對崑崙，
跗陽崑崙上三寸，崑崙外踝後五分，
踝下五分是申脈，崑崙寸半到僕參，
申脈五分到金門，骨下稍前京骨尋，
束骨通谷隔本節，小趾甲根取至陰。

※　※　※

眼疾睛明到五處，頭痛攢竹至天柱，
眼疾尤需取睛明，攢竹喎斜眉棱楚，
眉衝曲差鼻中病，癲癇可以取五處，
通天眩暈鼻中塞，喉疾眼疾取天柱，
天柱項強不自如，喘咳大杼到膈俞，
大杼風門感風寒，解表清熱風可疏，
肺俞泄熱治勞瘵，喘咳發燒胸不舒，
心痛厥陰到督俞，神志心神取心俞，
七椎之旁血之會，吐衄嘔惡取膈俞，
肝俞以下到三焦，腹脹痛而在背腰，
肝俞膽俞脅肋痛，肝治目疾膽黃消，
脾俞腹痛與泄瀉，水腫痰疾療效高，

胃俞胃痛嘔難食，完穀水腫痢三焦，
生育小溲腰骶痛，腎俞起始八髎終，
氣海痔疾大腸秘，腎經百病腎俞靈，
瀉利關元大小腸，小腸遺尿和遺精，
膀胱遺尿與癃閉，疝痛痢疾中膂應，
生育腰髖取白環，會陽腰骶帶下完，
諸俞可以相對參，心腎肺胃膽隔肝，
附分譩譆痛肩背，發汗可以散風寒，
膏肓虛勞與勞瘵，喘咳附分到膈關，
魂門起始肓門終，胃疼吐瀉與脅疼，
意舍腹痛肓門秘，魂門腰背病肝經，
腰髖志室到秩邊，胞肓痔疾大便艱，
秩邊腰疼下肢病，股膝承扶委中間，
大小便難取承扶，痔疾臀骶痛不堪，
下肢委陽與委中，委陽淋濟溲不通，
吐瀉霍亂委中取，風寒腎虛腰背輕，
膝脛合陽跗陽間，轉筋合陽到承山，
合陽崩漏承筋痔，承山痔疾目赤眩，
頭痛目眩飛揚取，腰背之症亦可瘁，
跗陽以下到至陰，頭痛眩暈俱可針，
足踝疼痛與癲癇，崑崙以下到至陰，
崑崙難產衣不下，腰腳疼痛與轉筋，
申脈陽癇腰腳痛，足跟疼痛取僕參，
頭項強痛取束骨，頭痛目眩通谷針，
遺精癃閉正胎位，救急甲根取至陰。

【釋義】

　　足太陽膀胱經（圖 47～圖 54）除與他經交會、穴位共屬
者外，屬於本經的穴位有 67 個，起始的第一個穴位是睛明穴，
在內眥外 1 分的大眼角上。這個穴針刺時要讓過眼球。在實際

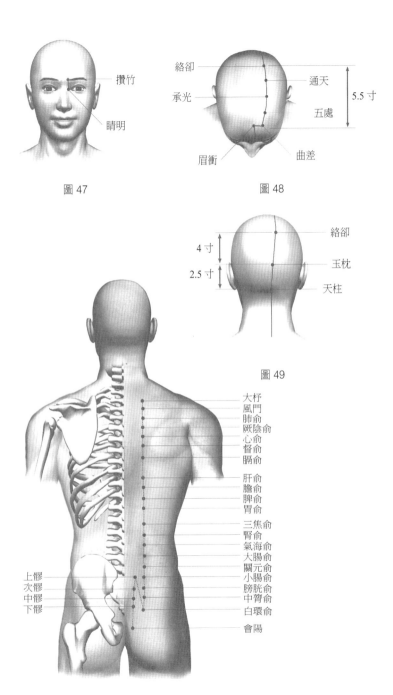

攢竹

晴明

圖47

絡卻

承光

通天

五處

5.5寸

眉衝

曲差

圖48

絡卻

4寸

玉枕

2.5寸

天柱

圖49

大杼
風門
肺俞
厥陰俞
心俞
督俞
膈俞

肝俞
膽俞
脾俞
胃俞

三焦俞
腎俞
氣海俞
大腸俞
關元俞
小腸俞
膀胱俞
中膂俞
白環俞

會陽

上髎
次髎
中髎
下髎

圖50

上卷｜入室篇

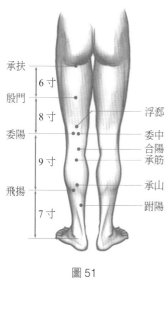

承扶

6 寸

殷門

8 寸

委陽

9 寸

飛揚

7 寸

浮郄

委中

合陽

承筋

承山

跗陽

圖 51

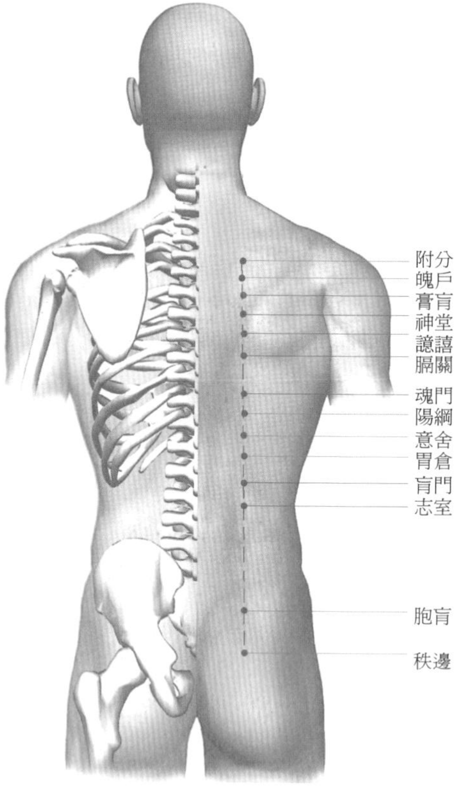

附分
魄戶
膏肓
神堂
譩譆
膈關

魂門
陽綱

意舍
胃倉

肓門
志室

胞肓

秩邊

圖 52

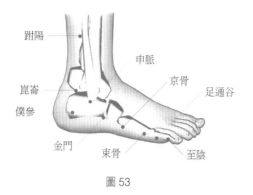

圖 53

針灸醫療中，有內外睛明之分。上面所說為外睛明，內睛明就在大眼角內的淚囊上。內外睛明進針宜淺，禁提插搗搖，禁艾灸。

　　由睛明穴直上，眉頭上是攢竹穴。攢竹穴再直上入髮際 5 分是眉衝穴，該穴與督脈的神庭穴平行相對，神庭穴在頭面正中線上入髮際 5 分。由眉衝穴平行向外是曲差穴，曲差穴距神庭穴 1.5 寸。由曲差穴向上 5 分是五處穴，五處穴入髮際 1 寸，也在距正中線 1.5 寸的位置，該穴與督脈的上星穴平行相對。

　　由五處穴再向上，也是距離正中線 1.5 寸的那條線，還有承光、通天、絡卻 3 穴。這 3 個穴之間的相隔距離均同於五處穴到承光穴的 1.5 寸的距離，即以 1.5 寸的等距上行。絡卻穴前行是玉枕穴，玉枕穴距正中線 1.3 寸，與督脈腦戶穴平行相對。玉枕穴再向前是天柱穴，天柱穴距正中線也是 1.3 寸，與督脈啞門穴平行相對。

　　足太陽膀胱經在背部分兩條經脈挾脊下行。內側一條距正中線 1.5 寸，外側一條距正中線 3 寸。內側一條有 20 個穴位，外側一條有 14 個穴位。這些穴位的特點是與相應椎體下緣相對。而到第八胸椎下內外兩條經絡上均無與之相對的穴位。這一點應細究，既然該位置無經穴，針刺時也不要在此處貿然施針，該處經穴闕如必有其理。

　　為便於記憶，取穴準確，筆者把胸、腰、骶椎連續起

靈素針

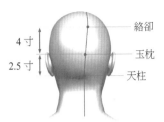

4寸
2.5寸

絡卻
玉枕
天柱

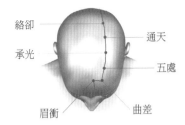

絡卻
承光
眉衝

通天
五處
曲差

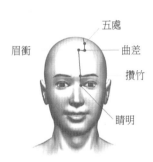

五處
眉衝
曲差
攢竹
睛明

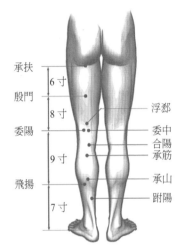

承扶
殷門
委陽
飛揚

6寸
8寸
9寸
7寸

浮郄
委中
合陽
承筋
承山
跗陽

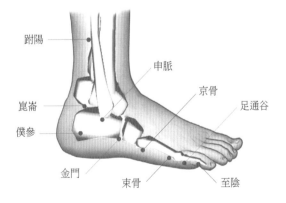

跗陽
崑崙
僕參
金門

申脈
京骨
束骨

足通谷
至陰

圖 54

來，由第一胸椎向下數到骶椎末，共 21 個椎體。四節骶椎雖已一體，但也分而計數。歌訣把穴位連續排列，即七椎下和九椎下連續排列，應知內側線膈俞穴平對於七椎下，肝俞穴平對於九椎下。外側線膈關穴平對於七椎下，魂門穴平對於九椎下。

內側線從平行相對第一胸椎下開始，這 20 個穴分別是大杼、風門、肺俞、厥陰俞、心俞、督俞、膈俞、肝俞、膽俞、脾俞、胃俞、三焦俞、腎俞、氣海俞、大腸俞、關元俞、小腸俞、膀胱俞、中膂俞、白環俞。

白環俞以下為上髎、次髎、中髎、下髎，分別對應第一、第二、第三、第四骶孔。取穴方法是食、中、環、小四指間約相隔一指排列開，在上面之指與小腸俞穴平對，約 1 寸距離，四指漸斜，末指平對白環俞穴，約距中線 8 分，指下有空虛感，下針時針可入骶孔。下髎穴下是會陽穴。會陽穴在尾骨端旁開 0.5 寸處。

外側線第一個穴平行相對於第二胸椎下，這 14 個穴分別是附分、魄戶、膏肓、神堂、譩譆、膈關、魂門、陽綱、意舍、胃倉、肓門、志室。志室平行相對第十四椎下，該穴下的胞肓穴平對第十九椎下，即第二骶椎下，也就是第二骶孔。它下面的秩邊穴平對第二十一椎下，即平對第四骶孔，與內側線白環俞穴在一個並行線上。

大腿上 5 個穴，承扶穴在大腿後，臀皺襞即臀橫紋中央。委中穴在膕窩正中。承扶與委中連線，中點是殷門穴。委中穴向外平開 1 寸，當膕窩靠外側筋腱，即股二頭肌肌腱內緣是委陽穴。委陽穴上 1 寸是浮郄穴。

小腿上的 6 個穴位，合陽穴在委中直下 2 寸處。直下 5 寸是承筋穴。承山穴在腨腸分肉上，即腓腸肌兩肌分叉處。飛揚穴在由崑崙穴直上 7 寸處。跗陽穴在崑崙穴直上 3 寸處。崑崙穴在外踝尖與跟腱之間凹陷深處。

腳上穴位，崑崙穴下 1.5 寸是僕參穴。外踝尖下 5 分，

即踝尖之下凹陷處是申脈穴。申脈穴前下 5 分是金門穴。第五蹠骨粗隆下稍前是京骨穴。小趾根節後的蹠趾關節後是束骨穴，前是通谷穴。京骨、束骨、足通谷 3 穴均在赤白肉際上。小趾外側甲根旁 1 分處是至陰穴。在此處與足少陰腎經相接。

【注】

睛明到五處這 5 個穴是治療眼病最常用的穴位。攢竹到天柱等頭部穴位均可治療頭痛，而睛明穴是眼科不可或缺的穴位。攢竹穴可治療口眼喎斜、眉棱骨疼。鼻腔疾病眉衝、曲差穴效果良好。五處穴可以治療癲癇。頭暈目眩，鼻塞不通，通天穴有立竿見影之效。喉病、眼病均可選取天柱穴。天柱穴還可以就近取穴治療背痛項強之症。

上起大杼下至膈俞，其穴在背，前通於胸，均可治療咳嗽氣喘之疾。大杼、風門，固衛解表，均可用治外感之疾，風寒、風熱均可用之。肺俞是肺臟在本經之上的戶牖，一扇窗子，自然可以由該穴調理肺臟，凡邪傷肺臟喘咳發燒、胸膺不適以及陰虛化熱灼傷肺絡之勞瘵均可選用本穴。或針或灸，或補或瀉而治之。

心痛之病有虛有實。心肌供血不足出現的心絞痛、心肌梗塞為實證，心臟神經官能症為虛證。厥陰俞、心俞、督俞均有治療功能。但筆者建議心肌梗塞發病當時，即心中疼痛半小時不緩解，用救心丹、硝酸甘油仍不見效的，應急呼 120 急救中心，不要自信施針。至於心悸怔忡、心神不寧、抑鬱臟躁心俞是必選之穴。

第七胸椎之旁的膈俞穴是血之會穴，吐衄、嘔惡諸多血症，補瀉得法，膈俞皆有奇效。肝、膽、脾、胃、三焦五俞治療腰、背、脘腹疼痛脹滿諸症應手而解。肝膽氣鬱乳脅脹痛必用肝俞、膽俞治之。肝開竅於目，眼目疾患肝俞正治，黃疸之疾必取膽俞。腹痛、腹脹、水腫、泄瀉必用脾俞。胃脘脹痛、

嘔吐厭食之疾正是胃俞治療範圍。完穀不化、水腫、下利可用三焦俞治之。腎俞以下直至八膠，位處腰骶，掌控下元，凡生育、月事、男子陽強陽痿、腰骶諸疾均可選而用之。

氣海俞治療痔疾，大腸俞治療便秘，而腎俞一穴腎經諸症皆可治之，凡用皆靈。大腸俞、小腸俞、關元俞對瀉痢之病尤有特效。遺精、遺尿小腸俞在所必取。

膀胱為病遺尿、癃閉，膀胱俞之療效不言自明。中膂俞對疝痛、痢疾效如桴鼓。生育之疾、腰髖之病白環俞療效斐然。會陽一穴對腰骶之患、婦女帶下之疾，所用必效。背部諸俞的應用應據臟腑理論，相互參照，靈活使用。不拘泥於某俞治某臟之疾，臟腑有表裡，五臟相關聯，故有「見肝之病，知肝傳脾，當先實脾」之訓。

背部外側一條經脈上，附分、魄戶、膏肓、神堂、譩譆諸穴可以治療肩背疼痛並有固衛解表、發散風寒之功。膏肓穴補虛強陰可治療虛勞及陰虛日久、化生內熱、灼傷肺絡之勞瘵。附分到膈關諸穴均有止咳定喘之功。魂門下至肓門 5 穴，均可用於胃痛吐瀉、脅肋脹痛之病。其中意舍尤長於治療腹痛，肓門尤常用於通便。肝藏魂，魂門除治療腰背疾患外，尤其善治肝經肝臟之病。志室、胞肓、秩邊 3 穴治療腰髖之病，胞肓善治痔疾、大便秘結之症。秩邊則偏於治療腰疼和下肢疾患。

位於大腿上承扶、殷門、浮郄、委陽、委中 5 穴就近局部取穴治療股、膝上疾患。而承扶穴尤常用於治療大小便不暢、痔漏、臀骶之疾。委陽、委中穴猶可治療下肢疾患。委陽穴對癃閉、尿失禁效果尤顯。委中穴的特殊作用是止吐瀉，治霍亂，助陽強腎，祛風寒，強腰膝。

合陽至跗陽小腿上 5 穴，自然可治療膝脛部疾患，而合陽、承筋、承山穴對下肢肌肉痙攣即轉筋療傚尤著。合陽穴又善調經止崩漏，承筋穴常用於治療痔疾。承山穴也用治痔疾，並能明目治療結膜炎、眼緣炎等眼部疾患。飛揚穴既可治療腰

背疾患，又可遠程取穴治療頭痛目眩之疾。

跗陽、崑崙以及足上 7 穴治療足踝之疾療效不言而喻。這些穴又均能治療頭痛目眩之疾，並均有治療癲癇的作用。崑崙穴的獨特功效可治療難產、胞衣不下。束骨穴善治頭項強痛。治療遺精、癃閉、糾正胎位是至陰穴的特點，治療昏迷抽搐的至陰穴與其他井穴作用相同。

足太陽膀胱經在眼與手少陰心經、手太陽小腸經相接，在諸陽之會入絡於腦，出而挾髓督下行，終交於生命之根的腎臟。五臟六腑皆於其行處與之交通。其腑雖僅膀胱，傳化之府，瀉而不藏，但位處人之下元，受命門龍雷之火的溫煦，其盛衰牽連五臟，動於六腑，實陰陽出入之樞機，補瀉轉輸之橐籥。此經此穴務須諳熟於心，應之於手。

☯ 足少陰腎經

一 | 經絡循行

【原文】

　　腎足少陰之脈起於小指之下，邪走足心，出於然谷之下，循內踝之後，別入跟中，以上踹內，出膕內廉，上股內後廉，貫脊，屬腎，絡膀胱。其直者，從腎上貫肝、膈，入肺中，循喉嚨，挾舌本。其支者，從肺出，絡心，注胸中。

　　　　　《靈樞》卷三‧經脈第十

【譯文】

　　足少陰腎經起於小趾之下，斜向走於足底的足心部。繼續前行抵達足內側赤白肉際處的然谷穴之下。然谷穴在解剖學稱舟骨粗隆下凹陷處。由此向上經內踝上緣達於內踝之後，入於足跟中，再經內踝下緣上行，實繞踝一周，經踝上緣上行達於小腿內，出於膕窩內緣，再向上達於大腿內側後緣，貫穿於脊柱，並由脊柱入腹，抵於本經所屬於的腎臟，絡繞於膀胱。

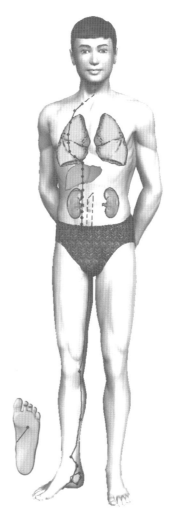

圖56

它的直行經脈從腎臟向上貫穿肝臟再貫穿膈肌進入肺中，再向上沿喉嚨，抵舌根。左右兩側足少陰經脈各從本側抵於舌根，則形成挾於舌根的態勢。它的支脈從肺臟轉出，繞絡於心，貫注於胸中。在此與手厥陰心包經交接。

足少陰腎經經絡循行示意圖見圖 56。

二 | 經絡主病

【原文】

是動則病飢不欲食，面如漆柴。欬唾則有血，喝喝而喘，坐而欲起，目䀮䀮如無所見，心如懸，若飢狀，氣不足則善恐，心惕惕如人將捕之，是為骨厥。是主腎所生病者，口熱，舌乾，咽腫，上氣，嗌乾及痛，煩心，心痛，黃疸，腸澼，脊股內後廉痛，痿厥，嗜臥，足下熱而痛。為此諸病盛則寫之，虛則補之，熱則疾之，寒則留之，陷下則灸之，不盛不虛，以經取之。灸則強食生肉，緩帶被髮，大杖重履而步。盛者寸口大再倍於人迎，虛者寸口反小於人迎也。

《靈樞》卷三·經脈第十

【譯文】

外邪侵入本經氣機逆亂，則會出現腹內飢餓，但飢而不欲食。面色黧黑而毫無光澤，咳嗽痰中帶血。呼吸哮鳴，坐立不安，兩目昏花，心懸不寧，心內空虛而恐。心悸不安，驚恐不定。以上諸症統稱之為骨厥。

如果本經之主腎臟生病則口內發熱，舌乾少津，咽喉腫脹，氣逆上衝，咽乾而痛。心煩心痛，身黃目黃。大便異常而瀉利。脊背及大腿內側後緣疼痛。下肢痿軟無力而發涼。乏力嗜臥，腳下發熱疼痛。腳下應理解為足心。

本經經文所列病症包括心神不寧、驚恐、咳嗽、咳血、喘促、肢體痿軟以及經絡循行部位疼痛不適等，只要明白腎在

五行屬水，在色為黑，主骨生髓，經連心肺，諸症不難理解，統稱骨厥亦入情理。治療上述病症仍遵實則瀉之、虛則補之的治療大法，屬熱的速刺不留針，屬寒的留針致氣以祛寒，氣虛下陷的艾灸以升提清氣。僅是經氣鬱滯表現不出虛實的，就單以本經疏通經氣以治。

確屬氣虛下陷而用灸法時，要增加飲食，補充營養以配合治療。治療時也要寬鬆衣帶，甚至頭髮也不要束得緊，最好放開以免阻礙經氣運行。並在保證不跌不撞的情況下適當活動，以利氣血暢通。邪實正不虛的寸口脈大於人迎脈兩倍，正氣已虛的寸口脈搏反較人迎脈搏為小。

經文有強食生肉之語，不應拘泥理解。古人當時的生活條件、飲食狀況與今天人們的居處已大不相同，此語理解為儘可能補充營養即可。

【注】

目䀮䀮如無所見，䀮音荒，視物不清之意。

三 ｜ 經穴、主病歌

二十七穴腎經連，趾掌分間取湧泉，
然谷公孫隔一寸，然谷赤白骨下緣，
踝後肌前取太谿，直下一寸是水泉，
二穴中間取大鐘，大鐘跟腱緊相連，
踝下照海四分求，太谿二寸到復溜，
復溜五分平交信，屈膝陰谷筋裡搜，
太谿陰谷連一線，太谿五寸築賓候，
腹穴距中僅五分，胸穴距中為二寸，
胸腹穴距同任脈，肓俞商曲二寸尋，
橫骨大赫向上數，氣穴四滿到中注，
肓俞商曲到石關，陰都通谷幽門入，
步廊神封到靈墟，神藏彧中到俞府。

※　※　※

盲俞以下穴十六，病主生育與小溲，

照海以下治喉痺，湧泉眩暈與急救，

然谷下消照海癇，本經諸病太谿求，

大鐘水泉足跟疼，局部陰谷下復溜，

交信調經復溜汗，築賓可已癲狂癇，

遺精陽痿取陰谷，腸病橫骨盲俞間，

胃腸商曲到幽門，腹痛可以取近緣，

通谷幽門關飲食，胸穴胸痛喘咳蠲。

【釋義】

　　足少陰腎經共有 27 個腧穴，足上有 6 個（圖 57～圖 63）。這 6 個穴的順序是湧泉、然谷、太谿、大鐘、水泉、照海。湧泉穴在足底大趾魚際與其他四趾魚際的分叉處。然谷穴在足內緣赤白肉際上。大趾蹠趾關節與內踝之間有一高骨，解剖學稱舟骨粗隆，該骨前下即是然谷穴。然谷穴與足太陰脾經的公孫穴均在足內緣赤白肉際上，公孫在前，然谷在後，兩穴相隔 1 寸。

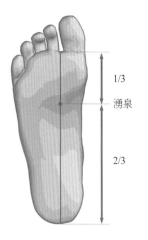

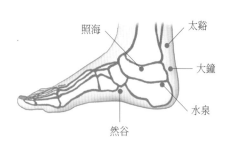

　　　　　　　圖 57　　　　　　　　　　圖 58

內踝尖與跟腱連線中點凹陷深處是太谿穴。太谿穴直下 1 寸是水泉穴。兩穴中點緊貼跟腱內緣是大鐘穴。照海穴在內踝直下凹陷處，距內踝高點 4 分。小腿上 4 個穴位為復溜、交信、陰谷、築賓，太谿穴直上 2 寸是復溜穴。復溜穴向脛骨方向平行 5 分，緊貼脛骨內側後緣下針是交信穴。

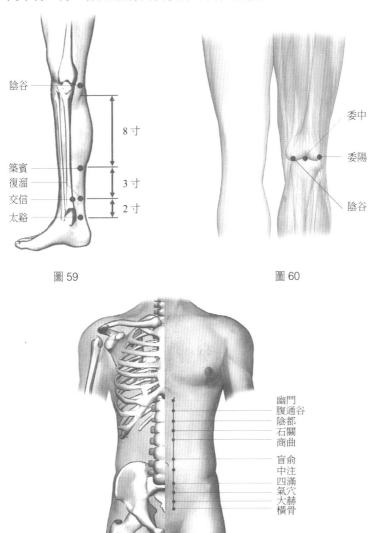

圖 59　　　　　　　　　　　　　　圖 60

圖 61

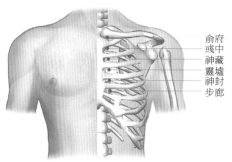

俞府
彧中
神藏
靈墟
神封
步廊

圖 62

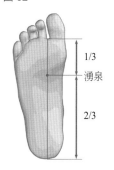

1/3
湧泉
2/3

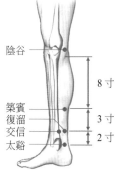

陰谷

8寸

築賓
復溜
交信
太谿

3寸
2寸

照海
太谿
大鐘
水泉
然谷

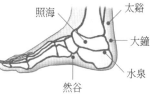

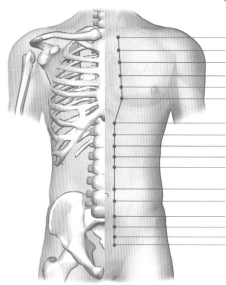

俞府
彧中
神藏
靈墟
神封
步廊

幽門
腹通谷
陰都
石關
商曲

肓俞
中注
四滿
氣穴
大赫
橫骨

圖 63

屈膝時膕窩內外側各有筋腱繃起，中間形成膕窩，靠外側是股二頭肌肌腱，靠內側是半膜肌腱和半腱肌腱。內側這兩根肌腱中間與膕窩中心點相平的位置是陰谷穴。築賓在太谿、陰谷連線上，太谿上 5 寸是築賓穴。

足少陰腎經由下肢進入腹部後，經絡距人體正中線 5 分上行，進入胸部則距正中線 2 寸直線向上。腹部穴與穴的距離是 1 寸，胸部穴與穴的距離為 1.6 寸，即相隔一根肋骨。任脈在胸腹上的穴距就是如此，本經與之相同。惟本經肓俞與商曲兩穴的距離為 2 寸。胸腹上的穴位由下向上順序是橫骨、大赫、氣穴、四滿、中注、肓俞、商曲、石關、陰都、腹通谷、幽門、步廊、神封、靈墟、神藏、彧中、俞府。橫骨緊靠恥骨上緣，步廊穴在第五肋間隙，俞府穴已達鎖骨下緣。

【注】

與臍相對的肓俞穴以下腹部 6 個穴以及下肢、腳上的穴位，共 16 個穴位，具有相同的功效，對月經、生育、排尿方面疾患有治療作用。

照海以下足上的穴位均能清咽利喉，治療咽喉腫痛不通的喉痺。湧泉是井穴，具有急救之功，並可用於眩暈症的治療。然谷穴治療消渴屬下消者，照海穴可治療癲癇。而本經本腑所發生的任何病症，均可用太谿穴治療。大鐘、水泉兩穴就近取穴可治療足跟痛。如果沒有挫傷、受凍等外部原因而漸至足跟疼痛者，屬腎虛，此兩穴本屬腎經又位處鄰近，有此功能順理成章。陰谷、築賓、交信、復溜局部取穴治療相應部位的疼痛、麻木等症。交信穴常用於調經。復溜穴有發汗解表之功。築賓穴可治療癲、狂、癇。陰谷穴治療遺精、陽痿。大小腸疾患取臍旁肓俞至橫骨 6 穴。胃及小腸病症取幽門下至商曲 5 穴。飲食不下、嘔惡氣逆，通谷、幽門應針而效。胸部諸穴均有治療胸痛喘咳之功。

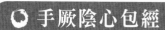 手厥陰心包經

一 │ 經絡循行

【原文】

　　心主手厥陰心包絡之脈，起於胸中，出屬心包絡，下膈，歷絡三焦。其支者，循胸出脅，下腋三寸，上抵腋下，循臑內，行太陰、少陰之間，入肘中，下臂，行兩筋之間，入掌中，循中指，出其端。其支者，別掌中，循小指次指，出其端。

《靈樞》卷三‧經脈第十

【譯文】

　　手厥陰心包經起始於胸中，發起後即抵屬於本經所屬的心包，由心包向下，穿過橫膈膜一路絡繞於上、中、下三焦。

　　它的支脈沿著胸內走行一段後，穿過胸壁，出到胸外的脅部。所謂脅，亦稱胸脅、脅肋部，即腋窩之下的側胸部。該經由胸內出到脅部後向下行，達到腋下 3 寸處，即天池穴，再轉上行抵達腋窩，從腋窩轉於上臂內側，沿著上臂內側中間線繼續向下走達於肘部中間，繼續向下進入前臂，在那裡走行於兩根突起的筋腱之間。這兩根筋腱解剖學的名稱是偏於橈側的是橈側腕屈肌腱，偏於尺側的是掌長肌腱。經脈繼續前行進入手掌，也是沿手掌中間線走行，抵於中指，並沿中指達於中指的頂端，即中衝穴。

　　當這條經脈達於掌中時另外一條支脈從那裡分出，實從勞宮穴分出，沿無名指走行，抵達該指頂端。在該處與手少陽三焦經相接。手三陰經均起於胸，走於手。在手臂上行走時，手太陰肺經在前，舉起手臂則是在上。手少陰心經在後，舉起

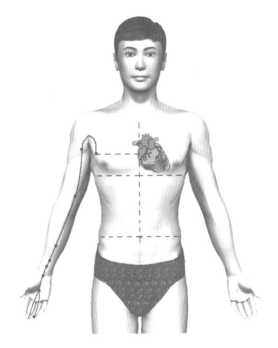

圖 64

手臂則是在下。手厥陰心包經走於中間。故經文有「行太陰、
少陰之間」的描述。

　　手厥陰心包經經絡循行示意圖見圖64。

二 | 經絡主病

【原文】

　　是動則病手心熱，臂肘攣急，腋腫，甚則胸脅支滿，心
中憺憺大動，面赤目黃，喜笑不休。是主脈所生病者，煩心，
心痛，掌中熱。為此諸病，盛則寫之，虛則補之，熱則疾之，
寒則留之，陷下則灸之，不盛不虛以經取之。盛者寸口大一倍
於人迎，虛者寸口反小於人迎也。

《靈樞》卷三・經脈第十

【譯文】

外邪侵入本經則會出現手心發熱，肘臂拘急攣縮，腋部腫脹，嚴重的會發生胸脅脹滿，心悸怔忡，顏面發紅，兩目發黃，喜笑不休。心在志為喜，外邪日久，化熱傷心，擾動心神亦可出現病態之喜，實為神志錯亂的表現。如果經脈所主的包絡為病可出現心煩、心中疼痛、手心發熱症狀。心主血脈，心主包絡故亦主血脈，所以經文述是主脈所生病。

治療這些病症，仍遵邪盛用瀉法、正虛用補法的原則，屬熱的速刺不留針，屬寒的留針致氣以祛寒，氣虛下陷的用灸法升提清氣，僅是經氣阻滯表現不出是實是虛的，只用本經疏通經氣以治。邪實正盛的寸口脈大於人迎脈，正氣已虛的寸口脈搏會小於人迎脈的脈搏。

三 ｜ 經穴、主病歌

　　心包九穴胸手間，經行手臂內中緣，
　　四五肋間取天池，乳外一寸腋下三，
　　天泉腋紋下二寸，曲澤肘紋正中間，
　　郄門腕上量五寸，三寸間使二內關，
　　大陵腕橫紋正中，握拳指間取勞宮，
　　三四掌骨中間尋，中指甲前是中衝。
　　　　　　※　　※　　※
　　九穴心痛與躁煩，病主局部與近緣，
　　天池瘰癧胸脅痛，脅痛臑裡取天泉，
　　曲澤嘔吐肘臂急，郄門吐衄可安然，
　　瘧疾癲癇針間使，瘧疾嘔吐取內關，
　　臟躁郄門到大陵，大陵不寐癲狂癇，
　　勞宮掌熱鵝掌風，救急中衝在指端。

【釋義】

手之三陰胸走手，手厥陰心包經的 9 個腧穴在胸手之間，天池在胸上，其餘 8 個穴在臂肘和手上（圖 65～圖 69）。該經除天池穴按胸部標誌取穴外，其餘 8 個穴取穴時除記住尺寸外，必須注意本經的走行在上臂、肘、前臂及手上均走內側中線，切勿偏離。

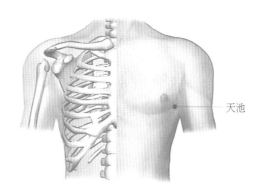

天池

圖 65

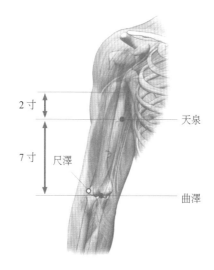

2寸

7寸 尺澤

天泉

曲澤

圖 66

天池穴在側胸第四、五肋間隙，乳頭外 1 寸的位置。天泉穴在上臂肱二頭肌上，腋橫紋下 2 寸。曲澤穴在肘微屈時，肘橫紋正中間。郄門穴在腕橫紋上 5 寸，間使穴在腕橫紋上 3 寸，內關穴在腕橫紋上 2 寸，腕橫紋正中是大陵穴。握拳時中指、無名指指端縫間，亦即第三、第四掌骨中間是勞宮穴。中指指端正中，指甲前 1 分是中衝穴。

有的針灸書勞宮穴的位置寫成是握拳中指尖下，在第二、第三掌骨間。那樣該穴已上大魚際，不在掌內中線上，孰是孰非請自思之。

【注】

手厥陰心包經 9 個腧穴的共同作用是治療心中疼痛、精神不安、情緒煩躁以及穴位局部、鄰近部位疼痛、麻木等不適症狀。天池穴治療瘰癧、胸脅疼痛。天泉穴用於治療肩臂疼痛和胸脅疼痛。曲澤穴降逆止嘔用於嘔吐及肘臂攣急。郄門穴用治吐血、衄血的血分病。瘧疾、癲癇取間使穴，而理氣降逆、寬胸開胃、降逆止嘔、治療瘧疾內關穴效力尤強。前臂上郄門、間使、內關、大陵對於神經精神方面疾病，不寐、臟躁、

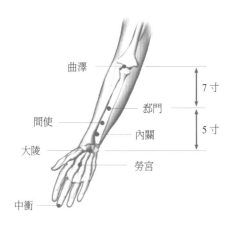

　　　　　圖 67

鬱證乃至癲狂癇均有很好療效，並都安全可靠。勞宮穴可治療五心煩熱、鵝掌風。中衝為井穴，同樣用於昏迷、抽搐的開竅急救。

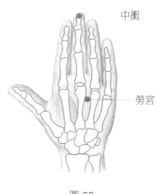

圖 68

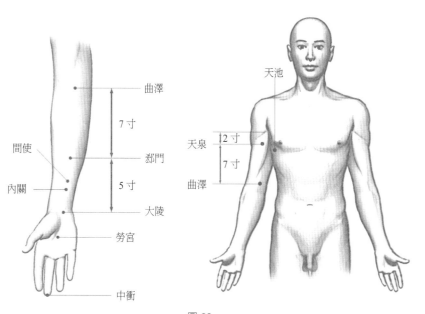

圖 69

○ 手少陽三焦經

一｜經絡循行

【原文】

　　三焦手少陽之脈，起於小指次指之端，上出兩指之間，循手表腕，出臂外兩骨之間，上貫肘，循臑外，上肩，而交出足少陽之後，入缺盆，布膻中，散落心包，下膈，循屬三焦。其支者，從膻中上出缺盆，上項，繫耳後，直上出耳上角，以屈下頰至䪼。其支者，從耳後入耳中，出走耳前，過客主人前，交頰，至目銳眥。

《靈樞》卷三・經脈第十

【譯文】

　　手少陽三焦經起始於無名指外側指端的關衝穴，沿指上行抵於無名指與小指根部之間，沿手背和手腕背部再向上到達前臂外側尺橈骨之間。向上貫穿肘部，繼續向上沿上臂外側抵於肩上。與足少陽膽經交叉，出於足少陽膽經之後，進入缺盆，入胸中，分佈於胸壁內的膻中。此為心與包絡所居之處，由此散絡於心包上。

　　再由心包向下穿過橫膈膜歷連於上、中、下三焦，

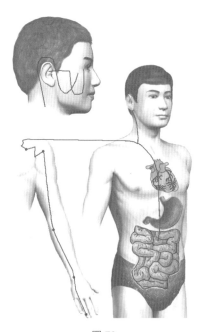

　　　　　　　圖70

本經達於本腑。它的支脈在膻中處分出，向上由缺盆處出離胸腔，上到後頸部，向上繫聯於耳後。再出到耳上角，由此處屈曲轉向下，達於頰部，再上到眼眶下的顴骨部。

它的支脈從耳後分出進入耳中，再穿出到耳前，路過足少陽膽經上關穴的前面，同本經前面的經脈相交於頰部，即臉的側面，向前抵達於外眼角。在此與足少陽膽經銜接。

手少陽三焦經經絡循行示意圖見圖70。

二 | 經絡主病

【原文】

是動則病耳聾，渾渾焞焞，嗌腫，喉痺。是主氣所生病者，汗出，目銳眥痛，頰痛，耳後、肩、臑、肘、臂外皆痛，小指次指不用。為此諸病，盛則寫之，虛則補之，熱則疾之，寒則留之，陷下則灸之，不盛不虛以經取之。盛者人迎大一倍於寸口，虛者人迎反小於寸口也。

《靈樞》卷三·經脈第十

【譯文】

外邪侵入本經就會造成耳聾。輕的也會聽力下降，聽聲音模模糊糊。咽部腫脹，甚則咽喉腫脹不通，發為喉痺。如果本腑生病，三焦主氣化運行為病，則氣化不利，發為氣虛，動則汗出，甚至不動而汗自出。氣化不利則經氣運行受阻。不通則痛，凡經絡所行之處：目外眥、面頰、耳、肩、上臂、肘、前臂的外側、面部都會疼痛。無名指難以活動。

治療上述病症也必須遵循實則瀉之、虛則補之的治病大法，屬熱的速刺不留針，屬寒的留針致氣以祛寒，氣虛下陷的艾灸以升提清氣，只是經氣阻塞表現不出虛實的就單取本經疏通經氣即可。邪實正不虛的人迎脈大於寸口脈的一倍，正氣已虛的人迎脈的脈搏反小於寸口脈的脈搏。

三｜經穴、主病歌

廿三穴手少陽經，臂外中行起無名，
無名甲外是關衝，液門赤白指縫中，
本節後陷是中渚，腕裡陽池對無名，
外關支溝三陽絡，腕上二三四寸行，
尺橈兩骨中間尋，支溝一指定會宗，
四瀆肘下量五寸，天井一寸肘上應，
肘上二寸清冷淵，肩下臑會三寸連，
二穴中間是消濼，肩髎喙突下邊緣，
肩髎肩髃一寸程，天髎曲垣肩井中，
完骨直下取天牖，三分天柱到天容，
耳垂後陷翳風取，瘈脈橫與耳孔平，
顱息瘈脈上一寸，角孫耳上對耳中，
三穴取之沿髮際，耳缺前陷耳門應，
前上一指是和髎，眉梢外端絲竹空。

※　　※　　※

頭痛咽乾咽喉痛，救急甲外取關衝，
液門外關之間取，耳目咽喉病可清，
下消可以針陽池，外關臟躁心煩疼，
支溝脅痛或便秘，癲癇耳聾取會宗，
天井四瀆三陽絡，肘臂疼痛取之瘥，
牙疼耳疾取四瀆，天井瘰癧效堪說，
天髎下至清冷淵，肩臂之患起沉痾，
天牖頭痛耳鳴聾，眼病角孫耳翳風，
頭痛瘈脈到角孫，耳疾齒痛耳門應，
頭痛耳疾和髎取，頭痛眼疾絲竹空。

【釋義】

手少陽三焦經共 23 個腧穴（圖 71～圖 77），經穴、主

病歌中廿三，廿不讀成二十，含義是二十，讀音為ㄋㄧㄢˋ，廿三讀為念三音。本經從手走頭，起於無名指端，沿手臂外側中間向上走行。第一個穴是關衝，在無名指甲根外側 1 分的位置。液門穴在小指與無名指根節赤白肉際線上。在小指與無名指掌指關節後的凹陷處是中渚穴。在腕橫紋上與無名指相對的位置是陽池穴。再向上，在前臂外側尺橈骨中間，腕橫紋向上 2 寸是外關，向上 3 寸是支溝，向上 4 寸是三陽絡。腕橫紋向上 3 寸，與支溝穴相平，靠尺骨下針是會宗穴。會宗與支溝相隔一橫指。三陽絡再向上，仍在尺橈骨中間是四瀆穴。該穴在肘下 5 寸。取穴時摸到肘關節上的橈骨小頭，屈肘時顯現出肘紋頭，肘紋頭與橈骨小頭連線，這條線下方就是肘關節縫。這條線向下量 5 寸就是四瀆穴。有的針灸書把四瀆穴寫成在尺骨鷹嘴下 5 寸。經文肘字是指肘關節，而尺骨鷹嘴起穩定肘關節作用，已達肘關節後上，其下 5 寸已非肘下 5 寸。當然只是上下而已，並未偏離經外，無可無不可。

　　經絡繼續上行，仍在外側中行，肘上 1 寸是天井穴，肘上 2 寸是清冷淵穴。肘的標記線仍應以肘紋頭與橈骨小頭連線為是，道理不再贅述。再向上是消濼、臑會、肩髎 3 個腧穴。

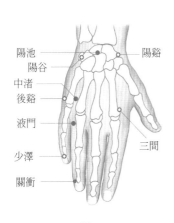

圖 71

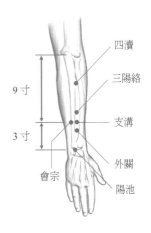

圖 72

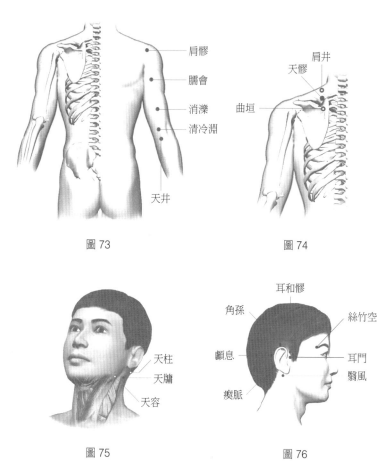

圖 73

圖 74

圖 75

圖 76

先找準肩髎穴，肩峰後有一突出圓骨，是肩胛骨的喙突，其下
凹陷深處便是肩髎穴。在肩髎穴與天井穴連線上，肩髎穴下 3
寸是臑會。天井上 1 寸，即肘上 2 寸是清冷淵，清冷淵與臑會
的中點是消濼。手陽明大腸經在肩上的肩髃穴，正在肩峰上。
本經的肩髎穴在其後，兩穴相隔 1 寸。肩髎穴再向上是天髎
穴，取天髎穴應先找準手太陽小腸經的曲垣穴和足少陽膽經的
肩井穴，這兩個穴的中點即是天髎穴。

曲垣穴已知，肩井穴是第七頸椎下的大椎穴與肩峰連線
的中點。由天髎穴再向上經絡達於緊靠頭下的頸部是天牖穴。

取準此穴也須藉助他經之穴。手太陽小腸經的天容穴已知，由此穴向足太陽膀胱經的天柱穴連線，該穴也已知，這條線靠天容穴側的 1/3 處即是天牖穴。天牖穴的另外一個標記，是在後面要講的足少陽膽經在耳後的完骨穴正下方。

耳垂後的凹陷深處翳風穴，以指尖壓之，耳內、口內均有酸感。翳風穴向上經絡已達頭部。翳風以上的瘛脈、顱息、角孫這 3 個穴均在耳後髮際線上。瘛脈穴平對耳孔，瘛脈穴上 1 寸是顱息穴，角孫穴已達耳上方直下正對耳中的位置。

從角孫穴經絡轉向下，路過耳前，在耳缺前，張口凹陷處是耳門穴。由耳門穴經絡轉向上，耳缺前上一指是耳和髎穴。經絡繼續向上，達眉梢外端是絲竹空穴。

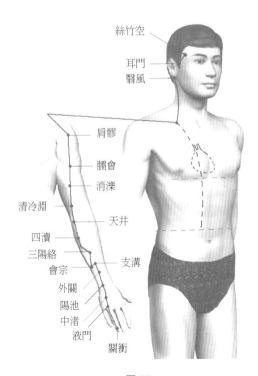

圖 77

絲竹空
耳門
翳風
肩髎
臑會
消濼
清冷淵
天井
四瀆
三陽絡
會宗
支溝
外關
陽池
中渚
液門
關衝

【注】

　　頭痛、咽乾、咽喉腫痛以及昏迷抽搐的急救，關衝穴應手而效。液門、中渚、陽池、外關穴這 4 個穴遠程取穴治療眼、耳、咽喉疾病，現在稱五官科疾病，療效確鑿。

　　陽池穴治療下消病有效。外關穴有鎮靜安神之功，可以治療心煩焦慮、哭笑無常如有神靈狀的臟躁病及心內疼痛。支溝穴善於通便並治療胸脅疼痛。會宗穴治療耳聾、耳鳴及癲癇病。天井、四瀆、三陽絡以及手臂上的其他穴位均可鄰近取穴治療肘臂疼痛之疾。牙疼、耳部疾患可取四瀆穴。淋巴結炎、淋巴結結核可用天井穴治療。

　　如前所述從清冷淵穴到天髎穴對肩臂之上久治難癒的頑疾手法得當均有很好療效。

　　天牖穴治療頭痛、耳鳴、耳聾療效卓著。眼病角孫穴效果好，耳病瘈脈穴效果好。瘈脈、顱息、角孫這 3 個穴常用治療頭痛；耳門穴則善治耳中疾患與牙疼。耳門如此，與耳門穴一指之隔的耳和髎穴對頭疼、牙疼、耳中疾病的療效也如出一轍。頭痛、眼睛疾患，絲竹空是優選之穴。

一 │ 經絡循行

【原文】

膽足少陽之脈，起於目銳眥，上抵頭角，下耳後，循頭，行手少陽之前，至肩上，卻交出手少陽之後，入缺盆。其支者，從耳後，入耳中，出走耳前，至目銳眥後。其支者，別銳眥，下大迎，合於手少陽，抵於頄，下加頰車，下頸，合缺盆，以下胸中，貫膈，絡肝，屬膽。循脅裡，出氣街，繞毛際，橫入髀厭中。其直者，從缺盆下腋，循胸，過季脅，下合髀厭中。以下循髀陽，出膝外廉，下外輔骨之前，直下抵絕骨之端，下出外踝之前，循足跗上，入小指次指之間。其支者，別跗上，入大指之間，循大指歧骨內，出其端，還貫爪甲，出三毛。

《靈樞》卷三・經脈第十

【譯文】

足少陽膽經起始於外眼角，向上走行達到前額角，從那裡折返向下，到達耳後，繼續向下沿頸部走行。在頸部走在手少陽三焦經之前。從頸部到達肩上。在肩上向後走，與手少陽三焦經交叉，走到該經之後，進入缺盆。

當這條經脈走到耳後時，從那裡分出一條支脈，從耳後進入耳中，再向前走到耳前，向前上，到達外眼角之後，即到達起始經脈發起點之後，從這裡又分出一條支脈，從外眼角分出後，向下走到大迎穴，與手少陽三焦經相合。

這兩條相合的經脈斜向上抵達於顴骨之下，又折返向下達到頰車穴，繼續向下到達頸部，再向下與起始經脈在缺盆會

合。從這裡進入胸腔，向下穿過橫膈膜，繞絡於肝上，再抵於本經隸屬於的膽腑。

從膽，沿腹脅內側下行，抵達氣街，即氣衝穴。由氣衝橫行向人體中線方向，抵達陰部上方陰阜上的陰毛處。從陰毛處繞轉折返進入髖關節。

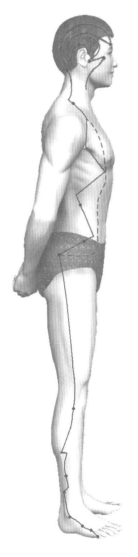

另外一條直行的經脈從缺盆分出不向胸腔內部走而是向腋下走。沿胸壁下行，走到胸壁最下部軟肋處，再向下，與前條從胸腹內走行到陰毛處折返向外抵達髖關節的經脈會合於髖關節。

會合後向下沿大腿外側下到膝關節外緣，繼續向下沿腓骨前緣，再向下，達於腓骨在踝關節上 3 寸處向下隱陷的位置，古人稱為絕骨的地方。從那裡繼續下行到外踝前，沿足背，進入足小趾和足無名趾之間。

又有一條短的支脈從足背上分別而出，進入足大趾和次趾趾縫間，沿著這兩趾趾骨交叉處，上於大趾之上，達到大趾頂端，向回折返，貫穿於趾甲，並達於甲後生短毛的位置。在這裡與足厥陰肝經銜接。

足少陽膽經經絡循行示意圖見圖 78。

　　　　圖 78

二 | 經絡主病

【原文】

是動則病口苦，善太息，心脅痛，不能轉側，甚則面微有塵，體無膏澤，足外反熱，是為陽厥。是主骨所生病者，頭痛，頷痛，目銳眥痛，缺盆中腫痛，腋下腫，馬刀，俠癭，汗出，振寒，瘧，胸、脅、肋、髀、膝外至脛絕骨、外踝前及諸節皆痛，小指次指不用。為此諸病，盛則寫之，虛則補之，熱則疾之，寒則留之，陷下則灸之，不盛不虛以經取之。盛者，人迎大一倍於寸口；虛者，人迎反小於寸口也。

《靈樞》卷三・經脈第十

【譯文】

外邪侵入本經會出現口苦、善太息、胸脅疼痛甚至難以翻身轉動。經病及膽，膽汁上泛則口苦。膽病及肝，肝氣不舒鬱而求伸則頻頻嘆氣。經脈循行胸脅，經氣不通則胸脅疼痛，重則身體難以轉動。甚則面微有塵，體無膏澤。這段經文反映古人對病情觀察細緻入微，令人崇敬。該症狀是膽病及肝，肝臟受損的體徵。

現代 B 型肝炎、肝硬化患者確實面色晦暗，皮膚粗糙。體內分泌的黑色素需要在肝臟分解，肝臟受損，黑色素在體內過度存留，致使肝病患者顏面暗黑。足外發熱的症狀系經絡循行部位因經氣不通而發生的不適症狀。手足三陰、三陽經，少陰為初生之陰，厥陰為孕育變化之陰，太陰為老陰。少陽為初生之陽，陽明為盛壯之陽，太陽為老陽。足少陽之經受外邪侵襲，經氣逆亂出現上述諸症統稱為陽厥，於理不悖。

如果膽腑本身發病則會出現頭疼、下頷疼痛、外眼角疼、缺盆腫疼、腋下腫，胸、脅、肋、髀、膝外至脛、絕骨、外踝前及各關節都疼痛，足小趾及次趾難以轉動。經文小指次

指多指無名指,按本經經絡走行理解為足小趾及無名趾均難以轉動為妥。膽非主骨之腑而經文明言是主骨所生病者,其理不難理解。

足少陽膽經在體表的走行從頭到頸到肩到胸脅到髖關節到膝關節到足踝到小趾次趾,也就是從頭到腳走於全身骨架之上,其所為病影響一身骨架,稱是主骨所生病者是基於發病事實,而用本經腧穴治療骨及骨關節病也療效斐然。少陽經發熱特點是寒熱往來,故是主為病出現汗出、振寒、瘧。馬刀、俠癭均為淋巴結病變。生於腋下為馬刀,生於頸項為俠癭,皆是本經本腑氣機逆亂,鬱久化火所為。

治療上述疾病仍遵虛者補之、實者瀉之的大原則,屬熱的速刺不留針,屬寒的留針致氣以袪寒,氣虛下陷則艾灸以升提清氣,只是經氣不通難辨虛實的則可單取本經以疏通經絡之法治療。邪實正盛的人迎脈搏較寸口脈搏大一倍,正氣已虛的人迎脈反小於寸口脈。治者可對比人迎寸口脈搏大小以辨別疾病盛衰及人體正氣虛實。

發掘古人這一診法對疾病診治意義重大。

三 | 經穴、主病歌

四十四穴膽經齊,俠癭馬刀耳目疾,
頭痛髀骨胸脅痛,泄瀉口苦太息急,
外眥五分瞳子髎,聽會取之耳前凹,
上關骨上對下關,耳前曲鬢平耳梢,
頭維曲鬢四等分,頷厭懸顱懸釐循,
率角髮際一寸半,平取天衝對耳輪,
天衝完骨分三段,浮白之下乃竅陰,
四分完骨入髮際,三寸神庭是本神,
一寸陽白眉上取,臨泣頭維神庭勻,
目窗正營與承靈,取之一寸零五分,
腦戶橫行對腦空,腦空直下風池應,

肌外風池對風府，肩井大椎肩髃中，
淵腋腋下量三寸，輒筋淵腋一寸平，
期門寸半對日月，京門十二肋端徵，
腋下帶脈橫對臍，五樞前下維道清，
髂前上棘前上緣，二穴五分取分明，
髂前上棘轉子高，中點稍前取居髎，
髂嵴轉子坐骨結，環跳取之三點交，
垂手中指按風市，中瀆膝上五寸遙，
膝關節外取陽關，腓骨頭下陽陵泉，
外踝七寸陽交取，橫行外丘骨後緣，
光明外踝上五寸，陽輔四寸懸鐘三，
外踝前陷乃丘墟，臨泣蹠骨歧骨前，
地五會在本節後，俠谿趾根竅陰端。

　　　※　※　※

頭疼頭穴效稱奇，聽會耳疾何須提，
牙痛喎斜下頜脫，瞳子髎治眼中疾，
喎斜牙疼取上關，眼疾率角含厭間，
耳病完骨到天衝，陽白喎斜眼疾痊，
眼疾尤當取臨泣，鼻之配穴緊相連，
目窗正營與承靈，風池眼疾癲狂癇，
風池外風內風清，肩井惟當審慎行，
乳癰瘰癧痛肩背，脅痛淵腋京門中，
膽之募穴膽經病，日月口苦嘔吐頻，
京門本是腎之募，腎經諸病利腹疼，
腰裡帶脈痛在腰，赤白帶下經不調，
腰髖五樞維道取，下肢近處痿痺消，
居髎痺痛下肢痿，下肢百病環跳高，
風市偏枯行動難，膝部疾患取陽關，
膽道蚘蟲胸脅痛，筋脈必取陽陵泉，
古來外邱狂犬咬，光明斷乳眼疾痊，

骨髓病可取懸鐘，丘墟之下眼病應，
地五會上胸脅痛，俠谿竅陰耳鳴聾，
丘墟亦可治蚘厥，地五會可治乳癰，
竅陰無名甲根外，救急喉痺語無聲。

【釋義】

足少陽膽經共 44 個腧穴（圖 79～圖 89）。所治疾病《靈樞》已列述，諸如俠癭、馬刀、耳目疾病、頭痛、腿骨及胸脅疼痛、腹瀉、口苦、常常嘆息等症。凡本經腧穴對上述疾病均應有療效。取穴時既不失穴又不失經，手法妥當才能如願以償地達到治療效果。正對外眼角與之相隔 0.5 寸處是瞳子髎穴。聽會穴在耳屏下張口凹陷處。上關穴古稱客主人，在顴骨弓上，與顴骨弓下窩足陽明胃經的下關穴，一骨相隔，上下相對。曲鬢穴在耳前鬢角毛髮後緣耳屏側的髮際上，與耳尖平行相對。由曲鬢穴與足陽明胃經的頭維穴畫一條與鬢角前髮際線彎度一致一條線，將其四等分，在中間 3 個等分點上，由上到下分別是頷厭、懸顱、懸釐。率角穴，亦稱率谷，在耳尖直上，入髮際 1.5 寸處。率角穴橫行與本經下一個穴位天衝平行相對。天衝穴垂直向下正對耳根後緣，也可以說天衝向下正對耳廓後緣。天衝與率角相隔 0.5 寸。

本經的完骨穴在耳後乳突後下凹陷處，進入髮際 4 分的位置。把天衝與完骨連線，分成三等分，中間兩個分割點，從上向下分別是浮白穴、頭竅陰穴。本神穴在髮際內 5 分，平行與督脈神庭穴相對，兩穴相隔 3 寸。陽白穴在眉上，目正視時，該穴直下正對瞳孔，距眉上緣 1 寸。陽白的下一個穴位是頭臨泣。如果將督脈的神庭穴與足陽明胃經的頭維穴畫一條連接線，其中點就是頭臨泣穴。

由頭臨泣穴向上，距頭正中線的距離不改變，每隔 1.5 寸是一個穴位，第一個是目窗，第二個是正營，第三個是承靈。仍在這條線上，承靈穴下一個穴是腦空，該穴與督脈的腦戶穴

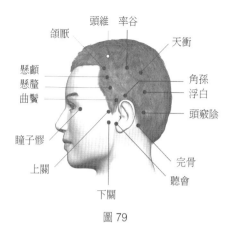

頭維　率谷
頷厭
懸顱　　　　　　　　天衝
懸釐　　　　　　　　角孫
曲鬢　　　　　　　　浮白
　　　　　　　　　　頭竅陰
瞳子髎
上關　　　　　　　　完骨
　　　　　　　　　　聽會
下關

圖 79

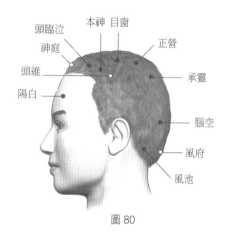

　　　　頭臨泣　本神　目窗
　　　　神庭　　　　　　正營
頭維　　　　　　　　　承靈
陽白　　　　　　　　　腦空
　　　　　　　　　　　風府
　　　　　　　　　　風池

圖 80

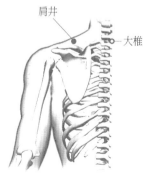

肩井
　　　大椎

圖 81

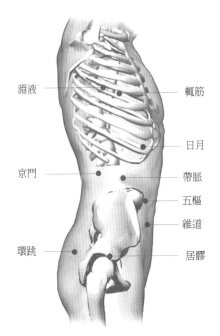

淵液

輒筋

日月

京門

帶脈

五樞

維道

環跳

居髎

圖 82

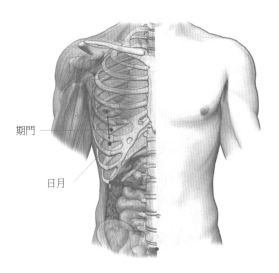

期門

日月

圖 83

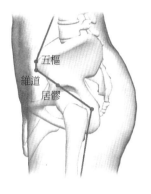

五樞
維道
居髎

圖 84

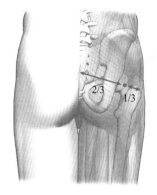

環跳

2/3 1/3

圖 85

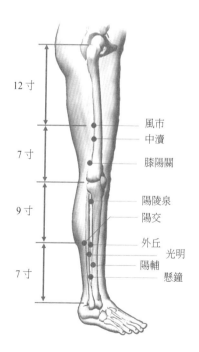

12寸

7寸

9寸

7寸

風市
中瀆

膝陽關

陽陵泉
陽交

外丘
　　光明
陽輔
　　懸鐘

圖 86

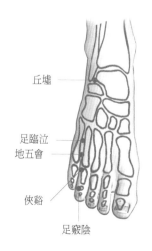

丘墟

足臨泣
地五會

俠谿

足竅陰

圖 87

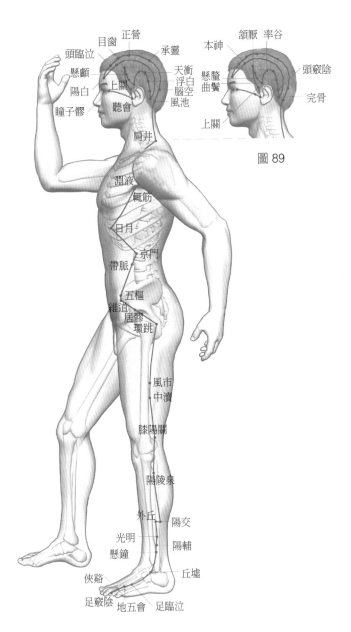

靈素針

圖 89

圖 88

平行相對。腦空穴直下，當枕骨下肌腱外的凹陷深處是風池穴。這個凹陷是斜方肌、胸鎖乳突肌上端與枕骨所形成。風池穴平行與督脈的風府穴相對。肩井穴在手陽明大腸經的肩髃穴和督脈的大椎穴連線中點。淵腋穴已到胸壁上，在腋窩下 3寸，腋中線上第四肋間。淵腋向前 1 寸，仍在第四肋間是輒筋穴。日月穴在乳頭直下第七肋間。該穴直上 1.5 寸，即相隔一肋的第六肋間是足厥陰肝經的期門穴。腋窩下方第十二肋末端是京門穴。京門穴前下，直上正對第十一肋末端，平行與臍相對是帶脈。

　　髂前上棘前 0.5 寸是五樞穴，五樞前下 0.5 寸是維道。髂前上棘與大轉子連線中點，微微向前一點點是居髎穴。髂前上棘、大轉子最高點、坐骨結節，三點的中心點是環跳穴。直立，垂手按股外中線，中指尖所摸到的位置是風市穴。中瀆穴在風市穴直下 2 寸，膝上，即膕橫紋上 5 寸。

　　膝關節外側與股二頭肌肌腱末端形成的陷窩中是陽關穴。膝關節下，與腓骨小頭前下形成的陷窩中心是陽陵泉穴。外踝骨高點直上 7 寸腓骨後緣進針是陽交穴。水平向前 1 寸脛骨後緣是外丘穴。外丘穴直下踝骨高點上 5 寸是光明穴。上 4寸是陽輔穴。上 3 寸是懸鐘穴。外踝前陷窩中心，即趾長伸肌腱外側凹陷中是丘墟穴。足第四、五蹠骨分叉前是足臨泣穴。小趾無名趾根節後是地五會穴，俠谿穴在第四、五趾趾蹼赤白肉際上。足無名趾甲根外 1 分是足竅陰穴。

【注】

　　足少陽膽經的穴位分佈於頭、頸、胸、腹、下肢及足上。除均能治療本經本腑疾患外，鄰近取穴治療穴位所在及鄰近肢體疾病是針灸治療學的共性功能，論述未到也應自明。頭疼一症多為膽火肝鬱，選用本經頭上穴位往往效如桴鼓。聽會一穴治療耳疾效不待言。治療牙疼、口眼喎斜、下頜骨脫臼亦常用此穴。眼中疾患選用瞳子髎穴是無爭無議之事。上關穴治

療喎僻牙疼亦毋庸置疑。頷厭、懸顱、懸釐、曲鬢、率角均是治療眼病的常用穴位。天衝、浮白、頭竅陰、完骨治療耳病亦是不可或缺之穴。陽白一穴治療口眼喎斜、眼科疾病其傚尤著。眼科疾患頭臨泣穴在所必取。目窗、正營、承靈穴治療鼻中疾患其效斐然。風池穴是治療眼病、頭痛、外感、癲、狂、癇諸多疾病選用最頻繁的穴位之一。針刺時針尖指向對側眼睛，下面是顱骨，異常安全而有效。肩井穴下面是肺尖，針刺應斜刺、平刺，一定要掌握垂直進針的深度，萬勿刺到肺尖，以免發生氣胸，宜慎之又慎。淵腋到京門的胸部穴位對乳癰、瘰癧、胸脅疼痛確有療效，但進針務須沿胸軸方向，切勿直刺。下面是肺臟、肝臟、脾臟，豈可不慎！

　　日月穴在乳下第七肋間，右胸壁內是肝臟，左胸壁內幾近心尖，該穴雖為膽之募穴，泛治膽經諸病，如施針筆者避之唯恐不及。京門是腎之募穴，腎經諸病以及下利、腹痛均有療效。帶脈是治療女性疾病的重要穴位，腰腹疼痛、赤白帶下、月經不調等病均有超乎他穴的治療作用。下肢上的穴位對穴下、鄰近部位麻木疼痛、痿軟無力等症狀有治療作用，這也是所有經絡腧穴的共同功能。

　　五樞、維道自然是腰髖疾患必選之穴。居髎穴統管下肢，而下肢治百病的環跳穴的作用更是首屈一指。風市穴善治偏枯。膝部疾患首選陽關穴。陽陵泉為筋之會穴，肌肉筋腱之患在所必取，並可治療膽道蛔蟲症。該病農村多發，蛔蟲鑽入膽道，疼痛發作如摘肝、摘膽，屆時此穴萬勿忘記。

　　外丘穴的特殊功能是治療狂犬病。光明穴顧名思義，可以治療各類眼病，並有斷乳之功。懸鐘穴可治療骨髓疾患。丘墟以下足上諸穴遠程取穴均可治療眼病。丘墟、臨泣、地五會這3個穴用於治胸脅疼痛；俠谿、足竅陰穴可治耳鳴、耳聾；丘墟穴也有治療膽道蛔蟲之功；地五會穴又有治療乳癰作用；而足竅陰穴是十二井穴之一，有急救之功並可治療喉痺甚者語聲難出之症。

⊙ 足厥陰肝經

一 | 經絡循行

【原文】

　　肝足厥陰之脈，起於大指叢毛之際，上循足跗上廉，去內踝一寸，上踝八寸，交出太陰之後，上膕內廉，循股陰，入毛中，過陰器，抵小腹，挾胃，屬肝，絡膽，上貫膈，布脅肋，循喉嚨之後，上入頏顙，連目系，上出額，與督脈會於巔。其支者，從目系下頰裡，環唇內。其支復從肝，別貫膈，上注肺。

　　　　　　《靈樞》卷三‧經脈第十

【譯文】

　　足厥陰肝經的經脈起始於足大趾趾背第一節生長短毛的部位。向上沿足背達距內踝 1 寸的部位，即中封穴處上達於內踝上 8 寸的位置與足太陰脾經交叉，走行於足太陰脾經之後，上達於膕窩內緣，再沿大腿內側，向上進入陰阜上陰毛叢生處，然後環繞陰器。左右足厥陰肝經各從本側抵達小腹，向上經過胃腑側面形成挾胃之勢，屬抵於本經所屬的肝臟，繞絡於膽腑。

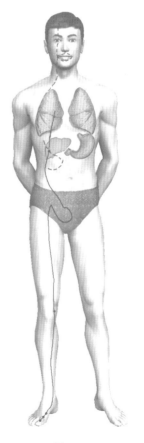

圖90

十二經脈中任何一經均是左右兩支對稱而行。經文並無左側之經在某處也轉向右側去屬肝絡膽，故屬肝絡膽者應是右側之經。左右兩側經脈繼續從本側向上穿過橫膈膜，散絡胸腔內的脅肋部，繼續向上沿著咽喉之後上行，經過咽喉上方的鼻咽部上連於眼與腦相聯結的脈絡。從那裡上達額部再達巔頂百會穴，與督脈相會合。

它的支脈從眼腦相聯脈絡處分出，向下行，沿兩頰的口內緣，環繞口唇內側。另外一條支脈從本經所屬的肝分別而出，向上貫穿膈肌，再向上貫注於肺臟。至此，從手太陰肺經出發，逐經銜接，又終注肺內，左右三陰、三陽十二經脈相銜相連，循環無端，人體生命氣機貫輸流通，生生不息。

這一循環網絡又與衝、任、督、帶等脈絡溝通，形成人體生命訊息的周天網絡。一息尚存這一網絡流通不已，生命結束這一網絡便無影無蹤。人體雖僅四肢百骸，而未知之度何異浩瀚宇宙！有志醫學者請揣度經絡。

足厥陰肝經經絡循行示意圖見圖90。

二 │ 經絡主病

【原文】

是動則病腰痛不可以俛仰，丈夫㿉疝，婦人少腹腫，甚則嗌乾，面塵，脫色。是主肝所生病者，胸滿，嘔逆，飧泄，狐疝，遺溺，閉癃。為此諸病，盛則寫之，虛則補之，熱則疾之，寒則留之，陷下則灸之，不盛不虛以經取之。盛者，寸口大一倍於人迎，虛者，寸口反小於人迎也。

《靈樞》卷三·經脈第十

【譯文】

外邪侵入本經使經氣逆亂，則會發生腰疼，難以彎腰，難以後仰，即腰部轉動困難。腰部疼痛無非筋骨為病。肝主宗

筋；肝膽相表裡，膽經循行一身之骨架；腰為腎之府，腎主骨生髓，腎屬水，肝屬木，乙癸同源。肝經為病出現腰疼自可理解。至於肝經逆亂，男子患疝氣，女子少腹腫脹，皆本經循行部位為患。甚則嗓子發乾之症，經文將其列於女子之後，應係梅核氣一症。本病係肝鬱氣滯、情志不遂所致，治當疏肝解鬱，針刺肝經腧穴療效肯定。肝經患病面如蒙塵，其色無華，前文已述。

如果病自內生，肝臟自身功能障礙則胸滿，係肝經貫膈上注肺，肺居胸中，肝病及肺則胸滿。嘔逆、飱瀉，則為肝氣橫逆，克伐脾土之症。疝氣、尿失禁、排尿困難亦為臟病及經，經行部位氣機不順之症。

治療上述疾病離不開虛則補之、實則瀉之的治療大法。屬熱的速刺不留針，屬寒的留針致氣以祛寒，氣虛下陷的採用灸法升提清氣。單純經氣不通並未出現明顯虛實症狀的就單取本經疏通經氣即可。邪實正不虛的寸口脈搏較人迎脈搏大一倍，病久氣虛者寸口脈搏較人迎脈搏為小。

三｜經穴、主病歌

　　十四穴足厥陰經，大敦踇趾甲外應，
　　亦有取之在三毛，行間赤白趾縫中，
　　太衝蹠骨基底前，商丘解谿定中封，
　　蠡溝內踝上五寸，中都七寸取分明，
　　膝關內輔骨下緣，一寸橫對陰陵泉，
　　曲泉屈膝紋上陷，陰包直上四寸連，
　　五里三寸對氣衝，氣衝二寸對陰廉，
　　急脈陰器二寸五，章門十一肋骨端，
　　期門乳下末肋下，或曰乳下二肋間。
　　　　　　　※　　※　　※
　　針灸大敦疝病清，救急止漏與調經，
　　行間失眠病小溲，肝經諸病取太衝，

神志臟躁癲狂癇，痺痛抽搐發驚風，
中封踝疾肌內取，小溲不利夜遺精，
蠡溝遺精經不調，中都調經止漏崩，
膝關曲泉關生育，瀉利腹痛章門應，
積聚嘔吐不欲食，期門實熱滿肝經，
積聚脅肋痛不解，一針血室熱可清。

【釋義】

足厥陰肝經有 14 個腧穴（圖 91～圖 96）。大敦穴在足
蹈趾甲根外 1 分處。另外一個取法是大姆趾背第一節三毛
處。行間穴是在第一、第二趾趾蹼赤白肉際上。太衝穴在第
一、第二蹠骨結合部前凹陷中。中封穴在足太陰脾經商丘與足
陽明胃經解谿兩穴連線中點。該點在內踝前，脛骨前肌肌腱內
緣的陷窩中。

內踝尖上 5 寸是蠡溝穴，上 7 寸是中都穴。在小腿上，
足太陰脾經沿小腿內側脛骨後緣上行。蠡溝、中都兩穴在足太
陰脾經之前，在足脛骨內緣之上。中都穴下一個穴是膝關，已

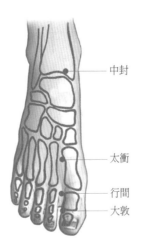

圖 91

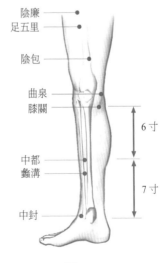

圖 92

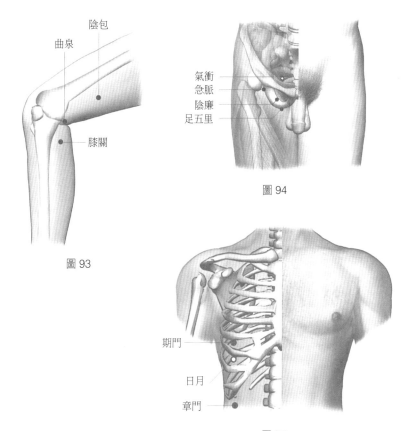

圖 93

圖 94

圖 95

交於足太陰脾經之後，在內輔骨下緣，其前是陰陵泉穴，與陰陵泉穴平行相對，兩穴相距 1 寸。曲泉穴在膝關節內側，屈膝時橫紋頭上方陷窩中。陰包穴在大腿內側中線上，股骨內上髁上 4 寸。與足陽明胃經氣衝穴直上相對，距氣衝穴 3 寸是足五里穴，2 寸是陰廉穴。急脈穴距陰器 2.5 寸，在氣衝穴外下的腹股溝上。

　　急脈下一個腧穴是章門穴，該穴在第十一肋骨的末端。本經最後一個穴期門，在乳頭垂直下方最末一肋的下緣。另外一個說法是乳頭直下第二個肋間，與《針灸學》（第 2 版、第 3 版）取穴一致，即乳中線第六肋間隙。

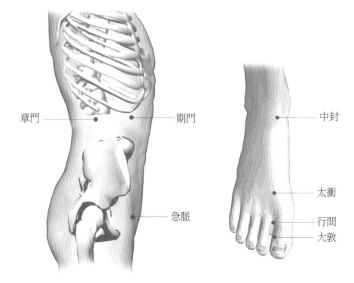

章門　　　期門

急脈

中封

太衝

行間
大敦

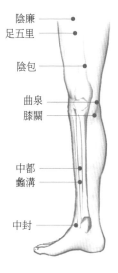

陰廉
足五里

陰包

曲泉
膝關

中都
蠡溝

中封

　　　圖96

【注】

　　針刺、艾灸大敦穴可以治療疝氣病。該穴是井穴，有急救之功，並有止漏調經的作用。行間穴可治療失眠症，並有治療排尿方面的作用。

　　本經所有疾病均可選用太衝穴治療，該穴並有安神定志之功，用以治療臟躁、癲疾、狂證、癇證、高熱抽搐、小兒驚風以及麻痺疼痛諸多症候。中封穴治療足踝疾患以及小便不利、滑精夢遺之症。蠡溝穴亦可止遺並有調經之效。中都穴尤長於調經止崩中漏下。膝關、曲泉兩穴是種子安胎要穴。章門穴在腹上，常用於治療胃腸疾患，諸如腹痛、瀉利之症。期門為肝之募穴，善清肝經實熱，用治熱入血室之症以及氣結血瘀之積聚、肝鬱不舒之脅肋脹痛。惟用針宜平刺，切不可達於胸內膜，施針者應如臨深淵，如履薄冰，慎之又慎。

○ 任 脈

一 │ 經絡循行

【原文】

　　任脈者，起於中極之下，以上毛際，循腹裡，上關元，至咽喉，上頤，循面入目。

《黃帝內經‧素問》骨空論篇第六十

【譯文】

　　任脈起於中極穴的下面，向上走行，到達陰阜上的陰毛叢生處，沿腹壁內側，循腹中線上到關元穴，再直上到達咽喉，再向上到下頷承漿穴後，分成對稱兩支，上達面頰，入於

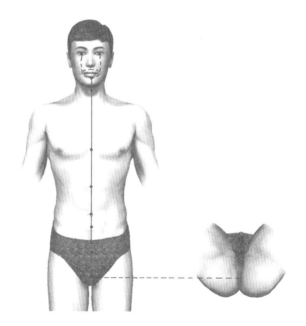

圖 97

眼內。

任脈循行示意圖見圖 97。

二 ｜ 經絡主病

【原文】

任脈為病男子內結七疝，女子帶下瘕聚。

《針灸甲乙經》卷二，奇經八脈第二

【譯文】

任脈出現病變，男人主要是疝病；女性則為赤白帶下、瘕瘕積聚之症。

古人將疝分為七類，分法不盡相同。而疝，現代醫學多處均可出現。而本經文所指均為皮下環、腹環鬆弛，腹腔內腸繫膜等組織由上述兩薄弱處凸入陰囊內或腹壁膨隆處。女人所患之病，瘕為有形腫物，瘕則游移無形；積為固定不移，聚則痛無定處。

三 ｜ 經穴、主病歌

二十四穴任脈通，生殖小溲與月經，
男疝女帶和瘕聚，喘咳胃腸與神情，
會陰曲骨到中極，關元石門氣海清，
陰交神闕到水分，下脘建里中脘應，
上脘巨闕鳩尾量，中庭膻中到玉堂，
紫宮華蓋到璇璣，天突廉泉到承漿，
中庭上穴隔寸六，中庭下穴一寸程，
石門陰交隔氣海，首尾四穴不在中。

※　※　※

陰交以下調月經，會陰又治外陰病，
曲骨中極到關元，遺精陽痿尿遺癃，

關元氣海培元氣，救逆厥回脫可生，
鳩尾以下到神闕，胃痛腹痛效堪曰，
上偏胃痛下偏腹，胃痛中脘效倫絕，
心痛癲狂與癇證，妙在鳩尾和巨闕，
璇璣以下到中庭，咳嗽哮喘胸脅疼，
催乳並調上焦氣，兩乳之間取膻中，
天突暴喑發哮喘，廉泉暴喑舌腫疼，
承漿牙痛口眼喎，任脈諸穴此為終。

【釋義】

任脈共有 24 個腧穴（圖 98～圖 101），所治疾病為生育方面，女子月事，帶下，男女排尿方面及疝氣、癥瘕積聚、咳嗽氣喘、情志疾患。任脈對女性尤為重要，經帶胎產俱為所關。任脈從會陰穴發起後，沿人體前正中線由下向上走行，腧穴的順序是會陰、曲骨、中極、關元、石門、氣海、陰交、神闕、水分、下脘、建里、中脘、上脘、巨闕、鳩尾、中庭、膻中、玉堂、紫宮、華蓋、璇璣、天突、廉泉、承漿。

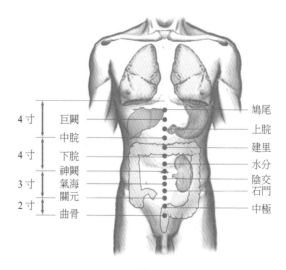

圖 98

取穴的分寸是中庭以上的胸上穴位，相鄰兩穴之間相距
1.6 寸，即相隔一骨。中庭以下的腹上穴位，相鄰兩穴距離 1
寸。腹上穴只有氣海例外。石門、陰交兩穴與其他腹穴相距規
律一致，距離 1 寸，兩穴中間出現一氣海穴，氣海下距石門、
上距陰交均為 0.5 寸。

　起始會陰、曲骨兩穴，會陰在前後陰中點，曲骨在恥骨
聯合上緣中點。最末兩穴廉泉在喉結上緣中點，承漿在頦唇溝
凹陷中點。

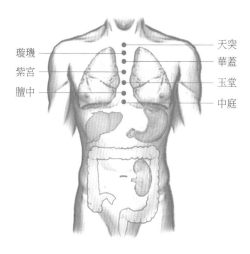

璇璣
紫宮
膻中

天突
華蓋
玉堂
中庭

圖 99

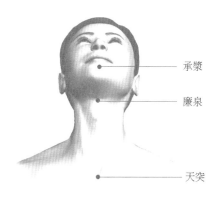

承漿

廉泉

天突

圖 100

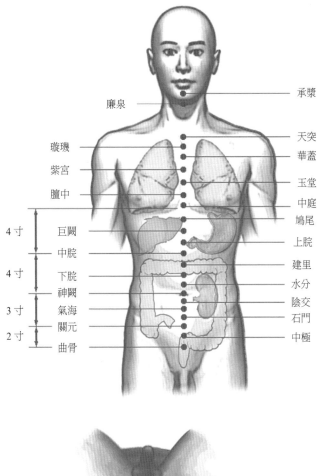

廉泉

承漿

璇璣
紫宮
膻中

天突
華蓋
玉堂
中庭
鳩尾

4寸　巨闕
　　　中脘
4寸　下脘
　　　神闕
3寸　氣海
　　　關元
2寸　曲骨

上脘
建里
水分
陰交
石門
中極

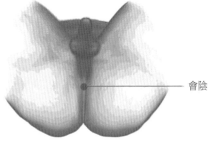

會陰

圖 101

【注】

陰交以下 7 穴均為調經要穴。會陰穴處兩陰之間，所以外陰有病常取之。曲骨、中極、關元 3 穴是治療遺精、陽痿、尿失禁、排尿困難及尿痛、尿頻的拿手穴位，是補是瀉，是針是灸，據情而定，辨證無誤撒手定鍉。關元、氣海兩穴是培元補氣要穴，也是氣功界氣入丹田之所。該穴回陽救逆治厥治脫非他穴所能代之。神闕以上鳩尾以下中上腹穴位最常用治脘腹疼痛、脹滿瀉下等症。偏上者治胃，偏下者治腹。而中脘一穴治療胃脘疼痛其效絕倫。

鳩尾、巨闕兩穴治療心痛、癲狂、癲癇其效妙不可言。中庭到璇璣胸上穴位均有止咳、祛痰、平喘之效，治療胸脅疼痛更不待言。兩乳之間的膻中穴，可謂穴中之魁斗。此穴下為心、肺，內主宗氣，氣功家之中丹田。

現代醫學則關乎呼吸功能、冠狀動脈向心臟供血功能。確能諳熟此穴，得之於心，應之於手，那麼在臨床中就會游刃有餘。至於本穴尚能催乳、調理上焦氣機則該穴功能之枝末也。天突一穴可治療突然瘖啞及哮喘。唯須掌握好進針方向。進針後針尖不可以向左右偏斜，沿胸骨柄後垂直緩緩進針 1～1.5 寸，不可過深。特別是哮喘患者，肺尖膨脹，針尖偏斜易致氣胸。進針過深易傷及大動靜脈，萬勿莽撞。廉泉穴可治瘖啞及舌部疾患。承漿穴可治牙疼及口眼喎斜。唯此穴痛感較強。凡痛感強的穴位，遇老年人及有心臟病的人，應極審慎。

○ 督　脈

一｜經絡循行

【原文】

　　督脈者，起於少腹以下骨中央。女子入系廷孔，其孔溺孔之端也。其絡循陰器，合篡間……其男子循莖下至篡，與女子等。

《黃帝內經‧素問》骨空論篇第六十

　　督脈者，起於下極之俞，並於脊裡，上至風府，入屬於腦，上巔循額，至鼻柱，陽脈之海也。

《針灸甲乙經》卷之二引《難經》語

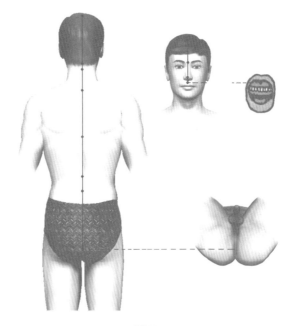

　　　　　　　　圖 102

督脈起於少腹下面恥骨的中央處。向下係連於女人的陰蒂，它的脈絡分開沿著陰器向後在會陰穴合併。對於男子也是分開沿著陰莖到會陰穴合併，這與女子的循行是一致的。在下極的腧穴，《素問》稱為篡的位置，即會陰穴，繼續向後抵長強穴轉而向上，與脊柱相併而行。到達風府穴，向內屬抵於髓海的腦，在巔頂位置向前沿額骨到達鼻梁，再向下抵齦交穴。

督脈循行示意圖見圖102。

二 ｜ 經絡主病

經文闕。

三 ｜ 經穴、主病歌

頭重脊強背反張，督有二十八金剛，
生育小溲神志病，補督解表體復康，
上齒齦縫取齦交，兌端位於唇吻梢，
三分人中定水溝，鼻頭高處取素髎，
髮際五分是神庭，髮際一寸乃上星，
囟會上星隔一寸，一寸五分向後行，
前頂百會到後頂，強間腦戶風府應，
風府五分到啞門，啞門髮際五分程，
大椎正當一椎上，尾閭骨端取長強，
椎下還有十二穴，陶一身三五道詳，
台六陽七筋縮九，十中十一脊中藏，
懸樞命門十三四，二十一腰十六陽。

　　　　　　※　※　※

大椎以下治腰疼，腰脊大椎到脊中，
陽關腰俞偏腰骶，長強遺精與腸風，
痔漏脫肛取長強，腰俞治瘻調月經，

身柱陽關上下痿，命門陽痿和遺精，
抽搐癲癇取筋縮，至陽黃疸靈台疗，
心神當須取神道，陶道大椎能劫瘧，
大椎可已癲狂癇，振陽強身治感冒，
暴喑聾啞啞門應，頭痛風府到神庭，
風府疏風定神志，百會脫肛垂子宮，
神志心神眼目眩，鼻病素髎與上星，
神志腰疼發臟躁，救急水溝最有效，
兌端吻強牙齒痛，牙痛牙疳取齦交。

【釋義】

督脈經絡主病因書簡殘缺，難據經典，後世觀察往往有頭重眩暈、脊背強直、角弓反張之症。後者為神昏抽搐之徵象，病症不為不重。但本經起於元陽之根，上抵元神之海，經行一身之脊樑，並髓而行，經上腧穴力可扛鼎，豈非金剛力士也！罹有生育、排尿、神志方面症狀以及外感疾患，補瀉得當其效難量。

督脈由下上行，出於臨床取穴定準穴位實際做法，歌訣腧穴順序由上向下，與經行相反，取便而已，望知悉（圖103～圖106）。

齦交穴在上齒齦上，上唇系帶與齒齦連接處。兌端在上唇正中尖端，唇紅與皮膚交接處。人中的上 1/3 與下 2/3 相交處為水溝穴。鼻頭高處正中點是素髎穴。督脈走在人體正中線上。前 4 穴均在面正中線上，頭部腧穴則處在頭正中線上。神庭穴入前髮際 5 分。上星穴入前髮際 1 寸。上星穴上 1 寸是囟會穴。從囟會開始向後髮際方向，每隔 1.5 寸有 1 個腧穴，分別是前頂、百會、後頂、強間、腦戶、風府。風府穴距後髮際1 寸。距後髮際線與風府穴各 5 分是啞門穴。大椎穴在第七頸椎下，第一胸椎上的椎間隙。長強穴在尾閭骨與肛門連線中點。大椎穴與長強穴之間尚有 12 個腧穴。仍由上向下反經行

方向去數，分別是陶道、身柱、神道、靈台、至陽、筋縮、中樞、脊中、懸樞、命門、腰陽關、腰俞。陶道在一椎下，身柱在三椎下，神道在五椎下，靈台在六椎下，至陽在七椎下，筋縮在九椎下，中樞在十椎下，脊中在十一椎下，懸樞在十三椎下，命門在十四椎下，腰陽關在十六椎下，腰俞在第二十一椎下。上文椎體順序是從第一胸椎開始向下排列，腰椎、骶椎接續。

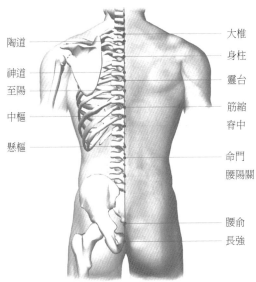

陶道　　　　　　　　　　　　大椎
　　　　　　　　　　　　　　身柱
神道　　　　　　　　　　　　靈台
至陽
　　　　　　　　　　　　　　筋縮
中樞　　　　　　　　　　　　脊中

懸樞　　　　　　　　　　　　命門
　　　　　　　　　　　　　　腰陽關

　　　　　　　　　　　　　　腰俞
　　　　　　　　　　　　　　長強

圖 103

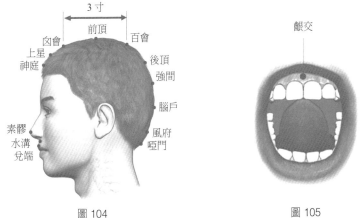

3寸
前頂
囟會　　　百會
上星　　　後頂
神庭　　　強間
　　　　　腦戶
素髎　　　風府
水溝　　　啞門
兌端

齦交

圖 104

圖 105

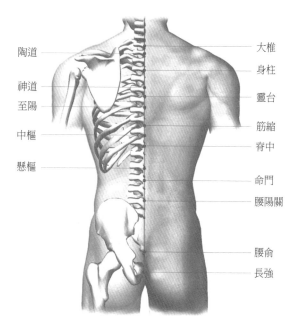

陶道　　　　　　　　　　　　　大椎
　　　　　　　　　　　　　　　身柱
神道　　　　　　　　　　　　　靈台
至陽
　　　　　　　　　　　　　　　筋縮
中樞　　　　　　　　　　　　　脊中

懸樞　　　　　　　　　　　　　命門
　　　　　　　　　　　　　　　腰陽關

　　　　　　　　　　　　　　　腰俞
　　　　　　　　　　　　　　　長強

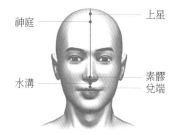

神庭　　　　　　　　　上星

水溝　　　　　　　　　素髎
　　　　　　　　　　　兌端

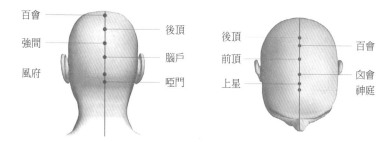

百會　　　　　　　　後頂
強間　　　　　　　　腦戶
風府　　　　　　　　啞門

後頂　　　　　　　　百會
前頂
上星　　　　　　　　囟會
　　　　　　　　　　神庭

120　　　　　　　　　　　圖106

【注】

大椎以下直至長強，腰背穴位均可治療腰疼。腰脊病痛尤以脊中到大椎背部胸椎下的穴位療效更佳。而腰陽關、腰俞對腰骶部病患就近取穴療效更直接。長強穴則常用治療痔漏、脫肛、遺精、腸風下血。腰俞一穴又治痿躄與月經不調。身柱治上肢痿軟，陽關穴治下肢痿軟。

命門穴有補腎壯陽之功，可治療男子遺精、陽痿。對經穴的功能應舉一反三，即能治男子遺精陽痿，當然也可治女子性冷淡及子宮卵巢方面疾患。筋縮之名，顧名思義，自然可治抽搐癲癇，推而廣之，手足震顫，面肌痙攣，帕金森氏症豈能無效。至陽穴可治黃疸。靈台穴可截疔瘡。心神疾患可取神道穴。陶道、大椎的特殊功能是截瘧，治療瘧疾。大椎穴又可治療癲、狂、癇。該穴是補督強身要穴，感冒發燒，身體羸弱均可取之。突然瘖啞、耳聾可取啞門穴。但此穴雖有功能，最好不用。穴下近生命中樞的延髓，別說用針，即使開玩笑，以手作刀砍頭，雖皮肉無傷亦有致死先例。所治疾患又非無他穴可選，冒此風險所為何來！

頭痛之症從風府到神庭頭上諸穴皆可治之。風府一穴既可疏風解表，又可安神定志。此穴進針亦應審慎。百會穴以上治下，可治療脫肛、子宮下垂。百會功能廣泛，諸如心神不寧、頭痛眩暈，不一而足。鼻中之病可取素髎、上星。水溝穴是救急最常用穴位，以針以指均有效驗，群眾皆會應用。治療腰痛也有奇效。臟躁發作，遇神遇鬼，本穴為孫真人十三鬼穴之首，果斷下針，往往一針即效。

◎│十四經經氣周流圖

十四經逐經接續，如環無端，經隧中經氣周流不息，生命存在，運行不止，生命停止，運行終止，經隧消失。參閱下卷《靈樞》營氣篇。

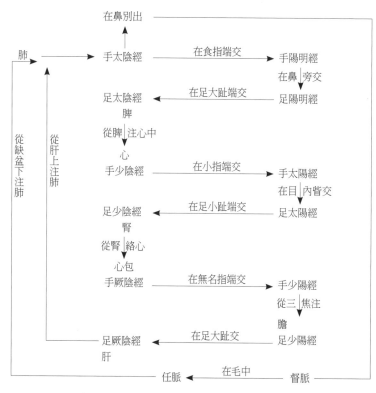

註：此圖據《靈樞》卷三，經脈第十經絡循行繪製

◎｜手足三陰經三陽經走行方向

【原文】

　　黃帝曰：脈行之逆順奈何？岐伯曰：手之三陰從藏走手，手之三陽從手走頭。足之三陽從頭走足，足之三陰從足走腹。

《靈樞》逆順肥瘦第三十八

◎｜三陰三陽經走行歌

　　手之三陰胸走手，手之三陽手走頭，
　　足之三陽頭走足，足之三陰足走腹。

衝　脈

一 | 經絡循行

【原文】

衝脈者，起於氣街，並少陰之經，俠臍上行，至胸中而散。

《黃帝內經・素問》骨空論篇第六十

【譯文】

衝脈起於足陽明胃經的氣衝穴，並少陰經脈挾臍向上行走，走到胸中，經氣布散。衝脈有左右兩支，對稱而行，上行經過臍部時，形成挾臍之勢。經文文字起於氣街，並少陰之經，《黃帝內經素問白話解》作者將少陰更為少陽，筆者贊同此解。因足少陰經脈由股內後廉入腹，向後行貫脊，屬腎，絡膀胱。而足少陽膽經則絡肝，屬膽，循脅裡，出氣衝。氣衝即氣街，為衝脈源起之穴。《難經》又改《素問》語，直書並足陽明之經。文義果決無他解之可能。《內經》《難經》所述不同，為後世學術討論留出空間。

衝脈循行示意圖見圖107。

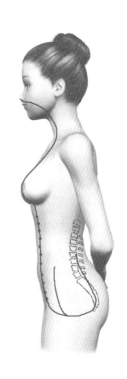

圖 107

二 ｜ 經絡主病

【原文】

衝脈為病，逆氣裡急。

《黃帝內經‧素問》骨空論篇第六十

【譯文】

衝脈有病，則衝脈不能順暢上行，出現腹部脹滿，欲便欲溺難以控制之感。

三 ｜ 經穴

據《針灸甲乙經》卷之二第二，卷之三第十九、第二十，衝脈並無本經自屬穴位，經上之穴是與任脈、足陽明胃經、足少陰腎經交會之穴，共 14 個穴。與任脈交者會陰、陰交，與足陽明經交者氣衝，與足少陰經交者橫骨、大赫、氣穴、四滿、中柱、肓俞、商曲、石關、陰都、通谷、幽門。

《靈樞》海論第三十五，岐伯曰：「衝脈者為十二經之海，其輸上在於大杼，下出於巨虛之上下廉。」巨虛上廉、巨虛下廉今或稱上巨虛、下巨虛，或稱上廉、下廉。《針灸甲乙經》卷之三第八大杼……足太陽、手太陽之會。卷之三第三十三巨虛上廉，足陽明與大腸合。巨虛下廉，足陽明與小腸合。上 3 穴均未列為衝脈會穴。

今據《靈樞》補出大杼為衝脈與足太陽膀胱經之交會穴。巨虛上廉、巨虛下廉為衝脈與足陽明胃經交會穴。《靈樞》逆順肥瘦第三十八，岐伯曰：「夫衝脈者，五臟六腑之海也……其下者注少陰之大絡。」足少陰之大絡是十五絡脈之一即大鐘穴。據《靈樞》上述兩篇經文大杼、巨虛上廉、巨虛下廉、大鐘 4 穴均為衝脈灌輸他經之腧穴。而《針灸甲乙經》均未列入，現補入，衝脈與他經交會之穴共 18 個穴位。

○ 帶　脈

一 │ 經絡循行

【原文】

　帶脈者起於季脅，回身一周。

　　　　　　　《難經》二十八難

【譯文】

　帶脈起於側胸部的末梢，繞身一周，如腰帶狀，帶脈之名概源於此。

　帶脈循行示意圖見圖108。

二 │ 經絡主病

【原文】

　帶之為病，腹滿，腰溶溶若坐水中。

　　　　　　　《難經》二十九難

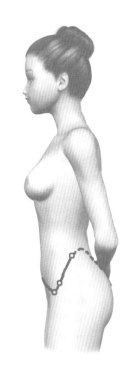

圖108

【譯文】

　帶脈發生疾病會出現腹部脹滿，腰部弛緩無力，難以支撐身體。

三 │ 經穴

　據《針灸甲乙經》卷之三第二十三，帶脈有 3 個腧穴，均是與足少陽膽經交會之穴，3 個穴為帶脈、五樞、維道。

陽蹻、陰蹻

靈素針

一｜經絡循行

【原文】

陽蹻脈者起於跟中，循外踝上行，入風池。陰蹻脈者亦起於跟中，循內踝上行，至咽喉，交貫衝脈。

《難經》二十八難

【譯文】

陽蹻脈發起於足跟之中，沿著足外踝，順腿外側面，即陽面，上行，終點進入足少陽膽經的風池穴。陰蹻脈也起於足跟之中，沿著內踝，順腿內側面，即陰面，上行，達到咽喉，轉向胸內，與衝脈貫通。

陽蹻、陰蹻循行見圖109、圖110。

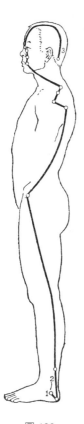

圖 109

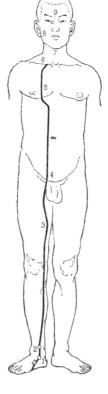

圖 110

二 | 經絡主病

【原文】

陰蹻為病，陽緩而陰急。陽蹻為病，陰緩而陽急。

《難經》二十九難

【譯文】

陽蹻、陰蹻共 4 條經脈，人體左右肢體由足跟發出沿左右下肢、軀幹陰陽兩側走行。蹻脈為病循行路徑的肢體筋脈不適，緩急不協。陰蹻有病，則陰側拘急，陽側弛緩；陽蹻有病則陽側拘急，陰側弛緩。

三 | 經穴

據《針灸甲乙經》卷之三第十、第十三、第二十三、第三十五，陽蹻脈分別與足太陽膀胱經、足陽明胃經、手太陽小腸經、手陽明大腸經、手少陽三焦經、足少陽膽經相交會，共 12 個交會穴，分別是與足太陽相交的睛明、跗陽、僕參、申脈，與足陽明相交的承泣、巨髎、地倉，與手太陽相交的臑俞，與手陽明相交的肩髃、巨骨，與手少陽相交的天髎，與足少陽相交的居髎。

據《針灸甲乙經》卷之三第十、第三十二，陰蹻脈與足太陽膀胱經、足少陰腎經相交會，有 3 個交會穴，與足太陽交會睛明穴，與足少陰交會照海穴、交信穴。

○ 陽維、陰維

一 │ 經絡循行

【原文】

　　陽維陰維者維絡於身，溢畜不能環流灌溉諸經者也。故陽維起於諸陽會也，陰維起於諸陰交也。

《難經》二十八難

【譯文】

　　陽維、陰維兩脈維絡於身體。這兩脈的功能是起調節十二經經氣的作用。經文溢畜兩字，溢是滿者向空虛處流灌，畜指蓄，是受納滿溢處之灌注。當十二經經氣滿溢時兩經受納滿溢之氣，當十二經經氣空虛時，兩經予以補充。所以陽維、陰維兩經並不與十二經脈一起環流。陽維起於各陽經交會之處，陰維起於各陰經交會之處。

　　陽維、陰維循行示意圖見圖 111、圖 112。

二 │ 經絡主病

【原文】

　　而人脈隆盛，入於八脈，而不環周，故十二經不能拘之。其受邪氣，畜則腫熱，砭射之也。

《難經》二十八難

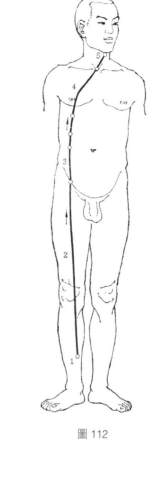

圖 111　　　　　　圖 112

【原文】

　　陽維維於陽，陰維維於陰，陰陽不能自相維，則悵然失
志，溶溶不能自收持。陽維為病苦寒熱，陰維為病苦心痛。

《難經》二十九難

【譯文】

人體經脈滿盈經氣流溢於奇經八脈之中，但八脈所起的是溢蓄調節作用，並不與十二經一起環流，所以八脈盈也好，虛也罷，十二經的環流都對之無拘係帶動作用。

如果八脈受邪，自然也包括陽維、陰維，邪氣不能隨時溢瀉，蓄積久之則鬱而化熱，該脈布絡區域就會出現腫痛發熱情況，必須採取砭刺之法，放出離經惡血，方能熱退腫消，邪去身安。

陽維、陰維溢蓄調節作用也是維繫陰陽平衡的作用。如果該兩經有病，失去維繫陰陽平衡作用，此人就會出現精神恍惚、記憶力減退、肢體痿軟疲憊、不能自持的現象。這是陽維、陰維患病的共性。

陽維維繫三陽經，其為病三陽經失運，太陽為病發熱惡寒，陽明為病壯熱不寒，少陽為病寒熱往來。陰維維繫三陰經，其為病累及三陰，病及營血，則發為心痛。

三 | 經穴

陽維脈，據《針灸甲乙經》卷之三第一、第二、第四、第六、第十、第十三、第三十四、第三十五，該經與足少陽膽經、足太陽膀胱經、手少陽三焦經、手太陽小腸經、督脈相交會，共有 15 個交會穴。與足少陽交會的有本神、陽白、頭臨泣、目窗、正營、承靈、腦空、風池、肩井、陽交，與足太陽交會的有金門，與手少陽交會的有天髎，與手太陽交會的有臑俞，與督脈交會的有風府、啞門。

據《針灸甲乙經》卷之三第十二、第十四、第二十二、第三十二，陰維脈與足少陰腎經、足厥陰肝經、足太陰脾經、任脈相交會，共有 7 個交會穴。與足少陰交會築賓，與足厥陰交會期門，與足太陰交會府舍、大橫、腹哀，與任脈交會天突、廉泉。

◎ 五俞穴

【原文】

經言所出為井，所溜為榮，所注為俞，所行為經，所入
為合。　　　　　　　　　　　　　　　　《難經》六十八難

故所止輒為原。　　　　　　　　　　　　《難經》六十六難

◎ │ 五俞歌

所出為井所溜榮，所注為俞所行經，
所止為原所入合，陰經原俞一穴承。

【釋義】

經氣湧出之穴為井；經氣運行如湍急水流之穴為榮；經
氣灌注之穴為俞；經氣暢行之穴為經；經氣留止之處為原；經
氣由外入內，由表入裡，由淺入深之處為合。

	井	榮	輸	原	經	合
手太陰肺	少商	魚際	太淵	太淵	經渠	尺澤
手厥陰心包	中衝	勞宮	大陵	大陵	間使	曲澤
手少陰心	少衝	少府	神門	神門	靈道	少海
足太陰脾	隱白	大都	太白	太白	商丘	陰陵泉
足厥陰肝	大敦	行間	太衝	太衝	中封	曲泉
足少陰腎	湧泉	然谷	太谿	太谿	復溜	陰谷
手太陽小腸	少澤	前谷	後谿	腕骨	陽谷	小海
手陽明大腸	商陽	二間	三間	合谷	陽谿	曲池
手少陽三焦	關衝	液門	中渚	陽池	支溝	天井
足太陽膀胱	至陰	通谷	束骨	京骨	崑崙	委中
足陽明胃	厲兌	內庭	陷谷	衝陽	解谿	三里
足少陽膽	竅陰	俠谿	臨泣	丘墟	陽輔	陽陵泉

靈素針

◎ 十六郄穴歌

郄乃骨肉隙，本是氣血集，
病症反應點，臨床能救急。
肺向孔最取，大腸溫溜逼，
胃經是梁丘，脾郄在地機，
小腸名養老，心經取陰郄，
膀胱求金門，腎向水泉覓，
心主郄門尋，三焦會宗隙，
膽郄在外丘，肝郄中都立
陽蹻走跗陽，陰蹻交信裡，
陽維陽交系，陰維築賓提。

◎ 八會穴

【原文】

經言八會者何也？然府會大倉，藏會季脅，筋會陽陵泉，髓會絕骨，血會鬲俞，骨會大杼，脈會太淵，氣會三焦。

《難經》四十五難

【譯文】

經文中大字即太字，大倉即太倉，中脘一名太倉。章門穴別名季脅。三焦指膻中穴。六腑之會是任脈的中脘穴；五臟的會穴是足厥陰肝經的章門；筋之會為足少陽膽經的陽陵泉；髓之會穴為足少陽膽經的絕骨，亦稱懸鐘；血之會穴為足太陽膀胱經的膈俞；骨之會穴為足太陽膀胱經的大杼穴；脈之會穴為手太陰肺經的太淵；氣之會穴為任脈的膻中穴。

◎ 八會穴歌

氣膻中兮血膈俞，筋陽陵泉骨大杼，
臟會章門腑中脘，脈會太淵髓絕骨。

附：十四經穴走行簡圖及穴位全圖（圖 113～圖 123）

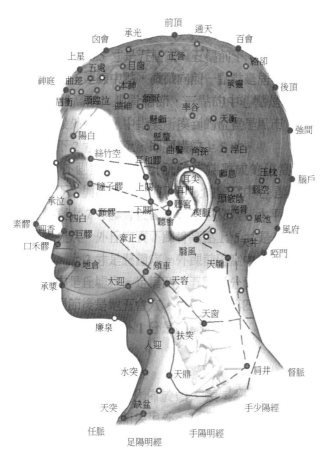

圖 113

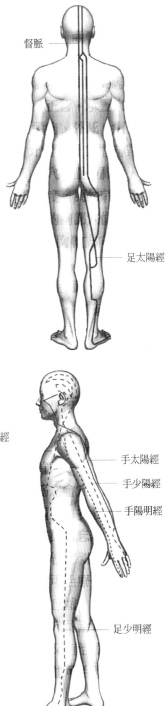

督脈

足太陽經

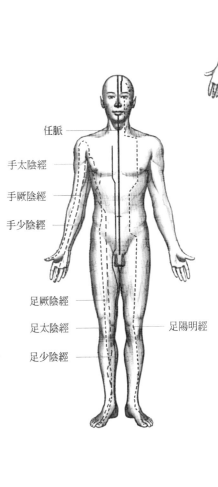

任脈

手太陰經

手厥陰經

手少陰經

足厥陰經

足太陰經

足少陰經

足陽明經

手太陽經

手少陽經

手陽明經

足少明經

靈素針

圖 114

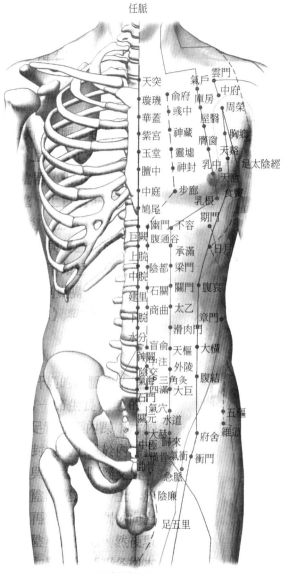

任脈

天突
璇璣　氣戶　雲門
華蓋　俞府　中府
紫宮　或中　庫房　周榮
玉堂　神藏　屋翳　胸鄉
膻中　靈墟　膺窗　天谿
中庭　神封　天池　足太陰經
鳩尾　步廊　乳中
巨闕　幽門　乳根　食竇
上脘　腹通谷　不容　期門
中脘　陰都　承滿　日月
建里　石關　梁門
下脘　商曲　關門　腹哀
水分　　　太乙　章門
神闕　盲俞　滑肉門
陰交　水注　天樞　大橫
氣海　中　外陵　腹結
石門　四滿　三角灸
關元　氣穴　大巨　五樞
中極　水道　維道
曲骨　大赫　府舍
　　　氣衝　衝門
　　　急脈
　　　陰廉
　　　足五里

足少陰經　足厥　足太　足陽明經
　　　　　陰經　陰經

圖 115

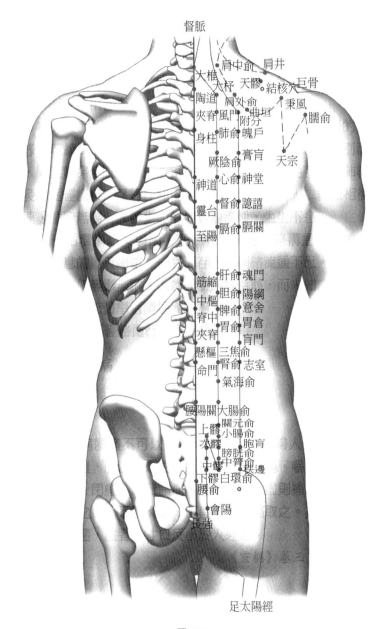

督脈

肩中俞　肩井
大椎
　　大杼　天髎　結核穴　巨骨
陶道　　肩外俞　曲垣　秉風
夾脊　風門　附分　　臑俞
身柱　肺俞　魄戶
　　厥陰俞　膏肓　天宗
神道　心俞　神堂
靈台　督俞　譩譆
至陽　膈俞　膈關

　　肝俞　魂門
筋縮　膽俞　陽綱
中樞　脾俞　意舍
脊中　胃俞　胃倉
夾脊　　　肓門
懸樞　三焦俞
命門　腎俞　志室
　　氣海俞

腰陽關　大腸俞
　　　關元俞
上髎　小腸俞
次髎　　胞肓
中髎　膀胱俞
　　中膂俞　秩邊
下髎　白環俞
腰俞
　　會陽
長強

足太陽經

圖 116

靈素針

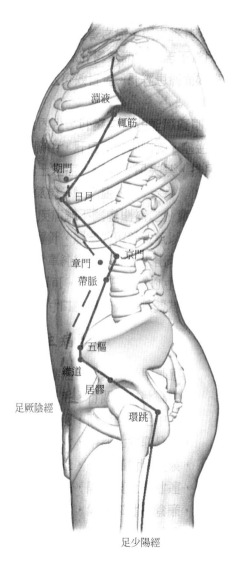

淵液

輒筋

期門

日月

京門

章門
帶脈

五樞

維道

居髎

環跳

足厥陰經

足少陽經

圖 117

靈素針

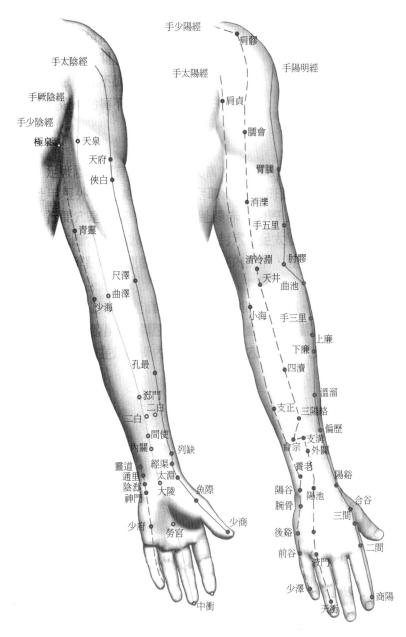

手少陽經　　　　　　肩髎

手太陰經　　　手太陽經　　　　手陽明經

手厥陰經　　　　　　肩貞

手少陰經　　　　　　臑會

極泉　　天泉　　　　臂臑

　　　　天府　　　　消濼

　　　　俠白　　　　手五里

　　　　　　　　清冷淵　肘髎

　　　　青靈　　　　天井　曲池

　　　　　　　　小海　　手三里

　　　　尺澤　　　　　　上廉

　　　　曲澤　　　　　　下廉

　　　少海　　　　　　四瀆

　　　　　　　　　　　　溫溜

　　　孔最　　　　　支正　三陽絡

　　　　　　　　　　　　偏歷

　　　郄門　　　　　　　支溝

　　　二白　　　　　會宗　外關

　二白　　　　　　　　養老

　　　間使　　　　　　　　陽谿

　　內關　　列缺　　陽谷　陽池　合谷

靈道　經渠　　　腕骨　　　三間

通里　太淵　　　後谿

陰郄　大陵　魚際　前谷　二間

神門　　　　　　　　液門

少府　勞宮　　少商　少澤　　　商陽

　　　　中衝　　　　天衝

138　　　　　圖 118　　　　圖 119

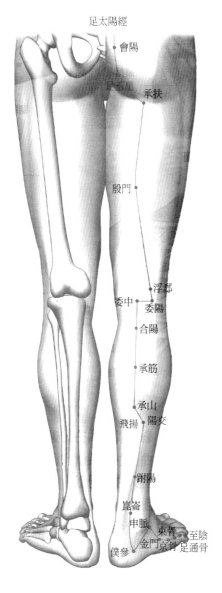

足太陽經

會陽

足五里

承扶

殷門

浮郄

委中　委陽

合陽

承筋

承山

飛揚　陽交

跗陽

崑崙

申脈

束骨　至陰

僕參　金門京骨足通骨

圖 120

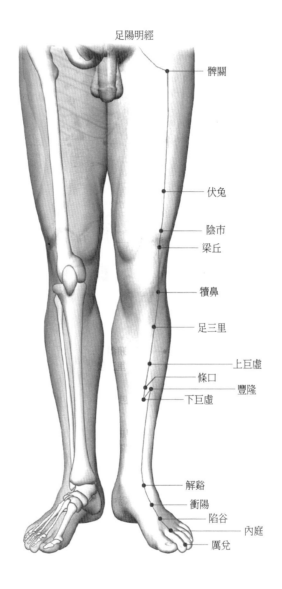

足陽明經

髀關

伏兔

陰市

梁丘

犢鼻

足三里

上巨虛

條口

豐隆

下巨虛

解谿

衝陽

陷谷

內庭

厲兌

圖 121

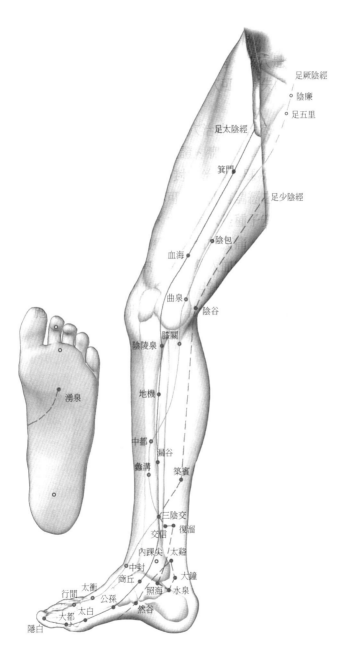

足厥陰經
○ 陰廉
○ 足五里

足太陰經

箕門

足少陰經

陰包

血海

曲泉
陰谷

膝關
陰陵泉

湧泉

地機

中都
漏谷
蠡溝
築賓

三陰交
交信　復溜
內踝尖　太谿
中封
商丘　大鐘
太衝　照海　水泉
行間　公孫
太白　然谷
大都
隱白

圖 122　　　　　　141

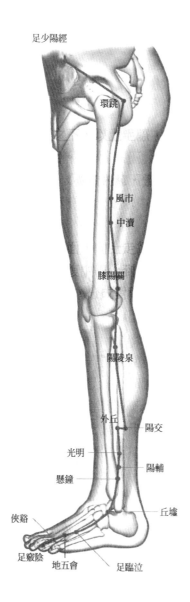

足少陽經

環跳

風市

中瀆

膝陽關

陽陵泉

外丘 ——— 陽交

光明 ———

——— 陽輔

懸鐘

——— 丘墟

俠谿

足竅陰

地五會 足臨泣

圖 123

經外奇穴歌

金津玉液舌底藏，臟躁失音舌病揚，
消渴呃逆針海泉，舌系帶前莫徬徨，
軟骨上緣鼻中病，迎香一寸上迎香，
眩暈鼻疾前頭痛，兩眉之間取印堂，
三眼穴治偏頭痛，印堂向上一眼量，
直上髮際治頭痛，翳膜耳尖灸之良，
眉梢眼外約一寸，火眼頭痛取太陽，
魚腰眼疾前頭痛，橫刺眉心向兩旁，
臟躁癲癇頭暈痛，神聰百會取四方，
大椎上二一寸旁，喘咳瘰癧百勞彰，
七頸椎上是崇骨，頭痛咳嗽項背強，
第五椎突旁寸半，患門喘咳虛癆殃，
氣喘穴可治喘咳，七椎之旁二寸量，
十三椎旁三寸半，痞根幾壯痞積揚，
腰眼腰痛赤白帶，十六七椎四寸旁，
腰奇腰俞上二寸，急驚癲癇止復張，
華佗喘咳腰脊痛，五分十七伴中行，
三角灸可治腹痛，臍下兩點口作長，
十宣指甲一分前，救急手指痛麻頑，
食中環小中節紋，四縫袪蚘可治疳，
八邪指縫赤白際，手臂紅腫痛不堪，
大骨空可治眼疾，拇指背側指節間，
眼疾指痛小骨空，小指關節灸同前，
腕裡疼痛喘並嘔，陽池陽谿定中泉，
痔漏筋裡筋外取，二白大陵四寸聯，
臟躁癲癇甲根灸，趾指相併鬼哭瘞，
肘尖瘰癧中魁胃，中魁中指中節尖，

趾縫赤白是八風，足背足趾麻木疼，
闌尾三里下二寸，或據敏點治腸癰，
四個膝眼病在膝，鶴頂膝上痿證清，
下肢瘡癬百蟲窠，膝內上陷三寸應，
環跳腰俞中間取，髖骨疼痛取環中。

【釋義】

經外奇穴（圖 124～圖 135）是在長期針灸實踐中發現的並不在已知經絡上，但對某些疾病卻有肯定療效的穴位。在億萬年進化形成的人的生命體，奧秘深邃如蒼穹。是什麼管道把

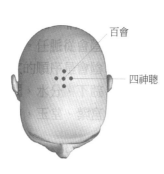

圖 124

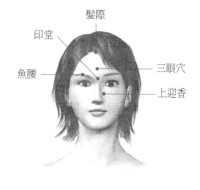

圖 125

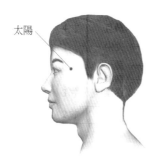

圖 126

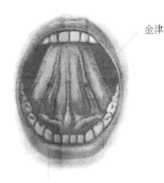

圖 127

經外奇穴同它所治疾病的組織鏈接起來，此動而彼應？經絡尚且未知，這一管道如何知之？知與不知它是存在的。

金津、玉液兩穴，舌尖上揚，在舌系帶兩側靜脈上，手法是淺刺，亦可點刺出血，治療臟躁、瘖啞、舌本強硬。

海泉穴則在舌系帶上端與舌體聯結部的舌體上，針刺時亦須舌尖上揚，針刺舌體而不刺舌系帶，治療消渴、呃逆。

由鼻翼向上，鼻軟骨與鼻骨相交處，左右各一，為上迎香穴，治療鼻中各類疾病。

頭痛、眩暈、鼻中諸病可取印堂穴，此穴常用，位於兩眉中間。印堂直上，一眼的位置，即患者本人內外眼角的距離，為三眼穴，治療偏頭痛。

由此穴再直上達髮際處，穴名亦稱髮際，治療各類頭痛。翳膜之類眼疾耳尖穴效果良好，可針可灸，該穴正處耳尖之上。怕取不準，可將耳向前對折，在上摺角的頂端即是此穴。

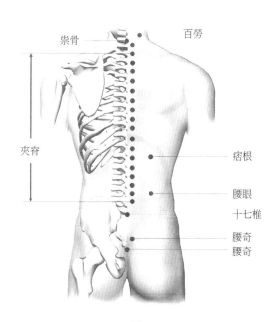

圖 128

上卷｜入室篇

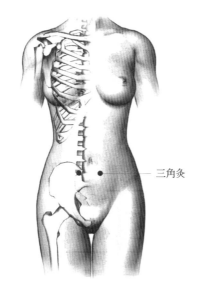

三角灸

圖 129

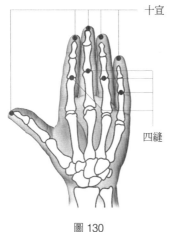

十宣

四縫

圖 130

眉梢向外下延長，與眼角向外延長線相交處，距外眼角約 1 寸是太陽穴。此穴武功界把它說成薄弱點，但對針灸說來十分安全，面部各類疾患、頭疼、眼病乃至感冒發燒均有療效，是一個最常用的穴位。

眼病、前頭痛可取魚腰穴，左右各一，在兩側眉心，施針時由眉心向眉頭、眉梢兩側行針。

以百會為中心，前後左右各距百會 1 寸，這 4 個穴位名四神聰，治療臟躁、癲癇、頭痛等精神、神經方面疾病。

大椎穴向上 2 寸旁開 1 寸的位置，左右各一為百勞穴，該穴平喘，治療瘰癧。

第六頸椎下，第七頸椎上，兩椎椎間隙是崇骨穴，治療頭痛、咳嗽、項背強硬之症。

第五頸椎棘突旁開 1.5 寸是患門穴，治療虛癆喘咳之症。

第七頸椎棘突旁開 2 寸是氣喘穴，專治咳嗽喘促之症。

第一腰椎棘突旁開 3.5 寸是痞根穴，施以艾灸，可治療痞積。該穴下方是腎臟，最好不用針，如用針，針達皮下後，壓

靈素針

平針體平刺。

　　腰眼穴在第四腰椎下、第五腰椎上的椎間隙旁開 4 寸，治療腰痛、月經不調、赤白帶下。

　　腰奇穴在督脈腰俞穴上 2 寸，治療驚風癲癇之症。

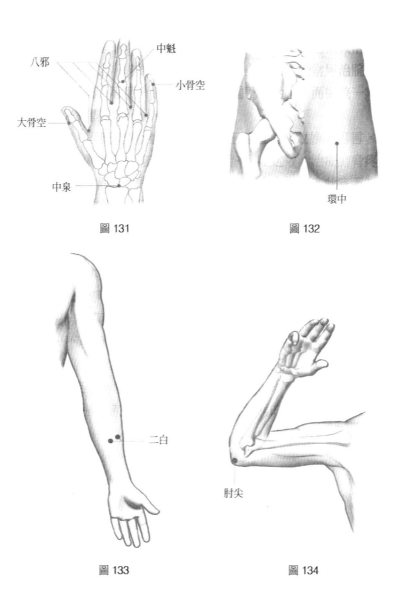

圖 131　　　　　　　　　　　圖 132

圖 133　　　　　　　　　　　圖 134

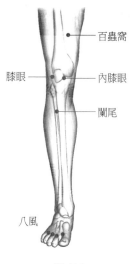

百蟲窩

膝眼 —— 內膝眼

闌尾

八風

圖 135

華佗夾脊穴從第一胸椎下至第五腰椎下旁開 5 分，共 17 個穴位，兩側 34 個穴。可治療腰脊部疾患及喘咳諸疾。

三角灸由灸法積驗而來，共 3 個穴，任脈神闕是其一，其下左右各一穴，三穴之間相距均為患者兩口角相距之長度。

神闕灸時隔薑，隔鹽，不可直接艾灸；臍下兩穴艾條、艾炷均可，對腹痛、腹瀉、痛經、疝氣均有療效。

十宣穴是十個手指指甲前 1 分處各有一穴，用於急救或手指麻木疼痛等症。穴下神經末梢特別敏感，針時痛感很強，非急救時很少應用。

四縫穴治療小兒疳疾並有祛除蚘蟲之功，穴在食、中、環、小四指掌面中節橫紋中，雙手共 8 穴。針時點刺出血或擠出少量黃白色液體。所用針毫針宜粗，三棱針亦可。

八邪穴在雙手背面，8 個指縫的赤白肉際上，用於手臂紅腫、眼病、發燒及蛇蟲咬傷。

大骨空在大指背側，甲下指關節間；小骨空在小指背側中節的指關節間，雙手共 4 個穴，大小骨空均可治療眼病及手上疾患，或針或灸隨症選擇。

中泉穴在手少陽三焦經陽池穴與手陽明大腸經陽谿穴兩穴連線中點，有定喘止嘔之功，並就近取穴治療腕部疾患。

二白穴在手厥陰心包經大陵穴上 4 寸，橈側腕屈肌肌腱兩側各一穴，兩前臂共 4 穴，專治痔漏脫肛之疾。

鬼哭穴用於灸法，兩手大指相併，甲根靠攏，以艾灸之，或兩足大趾相併，甲根相對，以艾灸之，用於治療臟

躁、癲癇之患。

肘尖穴在尺骨鷹嘴頂端，艾灸治療瘰癧。

中魁穴在中指背側中節指關節間專治胃腑疾患，食慾不振、嘔吐、呃逆等症，或針或灸均有效驗。

八風穴在雙腳背面，8個足趾縫間赤白肉際上，治療足部麻木腫疼。在手稱八邪，在足稱八風，作用機制類同。

闌尾穴在足三里直下2寸，或在附近以針柄端仔細輕壓，慢慢尋找，壓到某一點有突然刺痛感，正在患闌尾炎，出現這樣一個敏感點，此點便是闌尾穴，這是闌尾穴的另一個取法。如找不到敏感點，就在足三里下2寸部位下針，用瀉法。闌尾在回盲部，處右下腹，但針灸不能只取右腿，雙腿足三里下2寸部位均要施針。敏感點也要在雙腿尋找。

膝眼穴在髕韌帶兩側凹陷處，在內側稱內膝眼，外側稱外膝眼，即足陽明胃經的犢鼻穴，雙腿共4個穴，是治療膝部乃至下肢疾患的重要穴位，安全而有效。

髕骨上緣正中凹陷處是鶴頂穴，此穴是治療下肢痿證的重要穴位，可針可灸。

治療下肢瘡癬的特別穴位稱百蟲窩，此穴在大腿內側膝上3寸凹陷處，即足太陰脾經血海穴上1寸的位置。

足少陽膽經環跳穴與督脈腰俞穴兩穴連線中點有一經外奇穴，治療腰腿疼效果斐然，此穴名環中。

針灸禁忌

靈素針

【原文】

刺法曰：無刺熇熇之熱，無刺漉漉之汗，無刺渾渾之脈，無刺病與脈相逆者。上工刺其未生者也，其次刺其未成者也，其次刺其已衰者也。下工刺其方襲者，與其形之盛者，與其病之與脈相逆者也。故曰方其盛也，勿敢毀傷；刺其已衰，事必大昌。故曰：上工治未病，不治已病。

天寒無刺，天溫無疑。月生無瀉，月滿無補，月郭空無治。

新內無刺，已刺勿內。大怒無刺，已刺勿怒。大勞無刺，已刺勿勞。大醉無刺，已刺勿醉。大飽無刺，已刺勿飽。大飢無刺，已刺勿飢。已渴無刺，已刺勿渴。乘車來者，臥而休之，如食頃乃刺之。步行來者，坐而休之，如行十里頃乃刺之。大驚大恐，必定其氣乃刺之。

《針灸甲乙經》針灸禁忌第一 上

【注】

《針灸甲乙經》上述針灸禁忌實出《靈樞》逆順、終始兩篇經文。該經文本書下卷讀經篇全文收錄，並有譯文，請仔細閱讀。

【原文】

神庭禁不可刺。上關禁不可刺深（深則令人耳無所聞）。顱息刺不可多出血。左角刺不可久留。人迎刺過深殺人。雲門刺不可深（深則令人逆息不能食）。臍中禁不可刺。伏兔禁不可刺。三陽絡禁不可刺。復留刺無多見血。承筋禁不可刺。然谷刺無多見血，乳中禁不可刺，鳩尾禁不可刺。上刺

150

禁。

頭維禁不可灸。承光禁不可灸。腦戶禁不可灸。風府禁不可灸。瘖門禁不可灸（灸之令人瘖）。下關耳中有乾擿，禁不可灸。耳門耳中有膿，禁不可灸。人迎禁不可灸。絲竹空禁不可灸（灸之不幸令人目小或盲）。承泣禁不可灸。脊中禁不可灸（灸之使人僂）。白環俞禁不可灸。乳中禁不可灸。石門女子禁不可灸。氣街禁不可灸（灸之不幸不得息）。淵腋禁不可灸（灸之不幸生腫蝕）。經渠禁不可灸（傷人神）。鳩尾禁不可灸。陰市禁不可灸。陽關禁不可灸。天府禁不可灸（使人逆息）。伏兔禁不可灸。地五會禁不可灸（使人瘦）。瘈脈禁不可灸。上禁灸。

《針灸甲乙經》針灸禁忌第一 下

【注】

左角即左額角（見《針灸甲乙經校釋》針灸禁忌第一下）。

○ 補 瀉

虛則補之、實則瀉之是治療疾病的根本大法，無論何種療法都必須準確無誤地予以體現，必須涇渭分明，不容模糊委蛇。後世針灸書籍所列各家關於針灸補瀉手法的論述，讀起來令人頭暈。是否有人讀懂了，會用，我不知道。

至於晚近捻轉、提插、徐疾、迎隨、呼吸、開闔、平補平瀉諸法，較實用，當今針灸界都會用。至於機理也有學術探討的必要。去粗取精，去偽存真確係繼承發揚古代文化遺產的指導原則。燒山火、透天涼手法不難理解，實際效果能不能達到？請大家去觀察。

《靈樞》在十二經每經結束時均有一段精闢論述，共重複 12 次，可謂千叮嚀，萬囑咐。

經文說：為此諸病盛則寫之，虛則補之，熱則疾之，寒則留之，陷下則灸之，不盛不虛以經取之。

按此文義，速刺即瀉法，留針即補法，艾灸即大補之法。文義清晰易解，手法簡單明快。易則易知，簡則易行，最宜提倡。至於不盛不虛以經取之愚見即當今平補平瀉之法，望高明者指正。

丁酉冬至後六日

下 卷

讀經篇

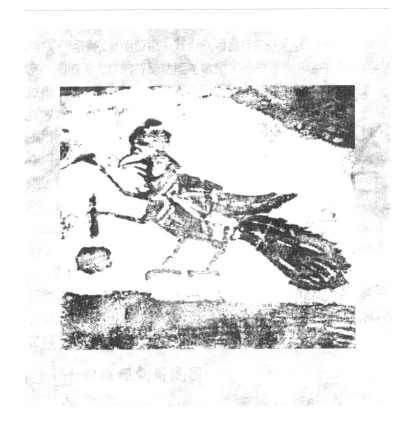

第一篇　《靈樞》九針十二原

【原文】

　　黃帝問於岐伯曰：余子萬民，養百姓而收租稅，余哀其不給，而屬有疾病，余欲勿使被毒藥，無用砭石，欲以微針通其經脈，調其血氣，營其逆順出入之會。令可傳於後世，必明為之法，令終而不滅，久而不絕，易用難忘，為之經紀，異其章，別其表裡，為之終始，令各有形，先立針經，願聞其情。

【譯文】

　　黃帝向天師岐伯發問說道，天下萬民像我的孩子一樣，雖生養百姓，但向他們收賦稅。我可憐他們有時生活不能自給，而又接連生病。我希望他們不使用實際上是有毒的藥物治病，不用粗糙的砭石，而希望用小巧的針疏通他們的經脈，調和氣血，暢通營氣，使其在經脈中順利出入交會。

　　讓這種治療方法傳給後世就必須制定出明白可遵循的方法，從而長久不湮滅，歷久不衰。這種療法容易掌握，不容易忘記，就得有綱有紀，章法分明。掌握這種療法就能辨別疾病在表在裡，運用起來怎樣開始怎樣結束，有條不紊。何種病用何種針，其形態要清楚，要適應所治的疾病。這就要先制定一部針經。我想聽聽這方面的事情。

【注】

　　而屬有疾病，屬：接連。

【原文】

　　岐伯答曰：臣請推而次之，令有綱紀，始於一，終於九焉，請言其道。小針之要易陳而難入。粗守形，上守神，神乎

神，客在門。未睹其疾，惡知其原。刺之微，在速遲。粗守關，上守機。機之動不離其空，空中之機，清靜而微，其來不可逢，其往不可追。知機之道者，不可掛以發，不知機道，叩之不發。知其往來，要與之期。粗之闇乎，妙哉，工獨有之。往者為逆，來者為順，明知逆順正行無間。逆而奪之惡得無虛，追而濟之惡得無實。迎之隨之以意和之針道畢矣。凡用針者，虛則實之，滿則泄之，宛陳則除之，邪勝則虛之。大要曰：徐而疾則實，疾而徐則虛。言實與虛，若有若無，察後與先，若存若亡，為虛與實，若得若失。虛實之要，九針最妙，補寫之時以針為之。寫曰：必持內之，放而出之，排陽得針，邪氣得泄。按而引針是謂內溫，血不得散，氣不得出也。補曰：隨之隨之，意若妄之，若行若按，如蚊虻止，如留如還，去如弦絕，令左屬右，其氣故止。外門以閉，中氣乃實。必無留血，急取誅之。持針之道，堅者為寶，正指直刺，無針左右。神在秋毫，屬意病者，審視血脈者，刺之無殆。方刺之時，必在懸陽及與兩衛。神屬勿去，知病存亡。血脈者在腧橫居，視之獨澄，切之獨堅。

【譯文】

岐伯回答說，請讓我按次序分別敘述，讓微針及用微針治病這件事有綱有紀，從一開始，至九結束。我來陳述其方法和旨要。

使用小針即微針的要領說起來並不難，但深入掌握卻是很難的。粗劣的下工所掌握的只是表面上的事情，精研其道的上工掌握的是其深奧的精髓，可稱之為神。

運用微針的根本目的是治病，所以首先在於能瞭解病邪侵入人體及經治療離開人體的門戶。不能看清楚疾病，怎麼會知道疾病侵入的源頭？不知其源頭向何處用針？使用小針治病的精微之處在於施針的遲速。

這件事可以用開弓放箭做比喻。初學乍練者也知道放箭

要守住弓弩的機關，高明的射手掌握的是放箭的時機。抓住這個飛動的時機是離不開對弓弩的控制的。而控制放箭的時機必須毫不分神，不差毫釐。這個迅疾的時機到來是不可預知的，一旦過去也是無法追上的。所以明白掌握這一時機者不可能把弓弩掛在某個固定位置上去發射，而不會控制開弓時機者乾脆發不了箭。雖以弓弩作比，針刺驅邪畢竟不是開弓射物中的而已。要遵循補瀉原則，氣之盛不可用補法，氣之虛不可用瀉法。必須明辨虛實才能正確施針。

治病必須瞭解人體氣機盛衰往來，首要的是掌握氣機運行的週期與時間。這對初學者說來更是摸不著看不見的事情。確實玄妙！但高明者卻是掌握的。正氣漸衰是逆，正氣來復是順。清楚掌握逆順，按章施治，收到好療效是不用問的。如果正氣漸衰屬逆的時候你去瀉邪，不但邪不得去，反而會使正氣更虛。相反採用追回漸衰正氣，運用補法，漸衰的正氣哪能不變實呢！掌握氣機盛衰，迎隨補瀉，用心智去調劑，微針之道就全在其中了。

也就是說用針的法則是虛則實之，滿則瀉之，宛陳則除之，邪勝則虛之。正氣虛用補法使之變實，亢盛滿溢用瀉法使之變平，鬱滯壅塞疏通排出，邪氣旺盛用瀉法使之變虛最終消除，這實際是治病的總原則。

而用一根針如何實現變實變虛的目的？概括地說緩進、留針、疾出針，會使正氣得補而變實；速刺、緩出針、開放針孔，可使邪氣變虛。這個實與虛對於不諳針道的人說來，摸不著看不見。要求他明察施針先後的時機，當然就沒頭沒腦，有無不知，進行補虛瀉實，其結果是得是失就很難說。瀉實致虛，補虛致實，精準選用九針治療，效果至為高妙。補與瀉用針去實現要遵照以下方法。

瀉是把針迅速刺到一定深度，緩緩出針，達到表皮時開放針孔出針，讓邪氣得以泄出。如果按壓針孔出針，這叫內蘊，血不得散，邪氣不得出，是錯誤做法。

補要隨經氣運行方向，針在指上持之，而施針者意念像要超越經氣運行，邊行針邊按壓經絡，推動經氣運行。進針時一定要準確刺入經絡，要像蚊蝱叮血那樣不差分毫。

進針後留針致氣，要有耐心。不輕易出針，好像挽留客人一樣，盡量使其多停留；也像遠行還家，安然居處，什麼時候針下得氣，認為正氣得補，才可輕巧果斷出針。左手緊密配合右手，右手出針左手迅即按閉針孔，氣不外泄，中氣變實。要注意不要留有瘀血，如有瘀血停留立即以刺絡泄血法排出瘀血。右手持針的要求，必須牢固。進針時要正指直刺不可左右歪斜。精神要異常專注，完全在病人身上，對其經脈要審視分明，不差分毫。不允許刺針有差錯。

準備下針時一定要把自己神氣調動起來，看清患者經絡血脈營衛運行，精神不允許分散，全神貫注於疾病情況。針刺的是經絡，體表還有血脈，這種血脈刺絡泄血時才用。血脈──即血絡，容易分辨。它有時也橫居在經絡腧穴上，但看得清楚，用手也能摸到。而經絡即使走行於體表，也是在分肉之間，是摸不到看不到的，只能以意認知。

【注】

機之動不離其空，空即控字。粗之闇，闇同暗。明知逆順正行無間，這是一個有韻的句子，據其韻及文意，間字應為問字。宛陳則除之，宛同鬱，鬱滯；陳，久舊，陳舊雜質鬱積。言實與虛，言為發語詞，無義，詞語為實與虛。必持內之，內，同納。排陽得針，陽為表皮，排為開放針孔，得針為出針，即達到表皮時開放針孔出針。內溫，溫為蘊字，即造成血瘀氣積的不良後果。如蚊蝱止，止為之字，之、止古寫相類，傳抄者誤將之寫成止。語意為像蚊、蝱叮血那樣不差分毫。令左屬右，屬，音ㄓㄨˇ，連接，轉義為配合。屬意病者，神屬勿去，屬為專注。懸陽，懸為提升，陽為神氣，即提起神氣。及與兩衛，衛氣護表，肌肉護衛內臟，為兩衛，實應

指營衛之氣。

　　與前句必在懸陽連起來可譯為必須提高自己的精神注意力，同時注意病者的營衛氣血狀況。

　　翻譯古文必須知道古人遣詞言簡意賅，不可機械按詞而譯。經文引大要曰，大要似為一部古書，但已無資料可查。

【原文】

　　九針之名各不同形。一曰鑱針，長一寸六分；二曰員針，長一寸六分；三曰鍉針，長三寸半；四曰鋒針，長一寸六分；五曰鈹針，長四寸，廣二分半；六曰員利針，長一寸六分；七曰毫針，長三寸六分；八曰長針，長七寸；九曰大針，長四寸。鑱針者，頭大末銳，去寫陽氣。員針者，針如卵形，揩摩分間，不得傷肌肉，以寫分氣。鍉針者，鋒如黍粟之銳，主按脈勿陷以致其氣。鋒針者刃三隅，以發痼疾。鈹針者末如劍鋒，以取大膿。員利針者大如氂，且員且銳，中身微大，以取暴氣。毫針者尖如蚊虻喙，靜以徐往，微以久留之而養，以取痛痹。長針者鋒利身薄，可以取遠痹。大針者尖如挺，其鋒微員，以寫機關之水也。九針畢矣。

　　夫氣之在脈也，邪氣在上，濁氣在中，清氣在下，故針陷脈則邪氣出，針中脈則濁氣出，針大深則邪氣反沈病益。故曰皮肉筋脈各有所處，病各有所宜，各不同形，各以任其所宜。無實無虛，損不足而益有餘，是謂甚病。病益甚取五脈者死，取三脈者恇，奪陰者死，奪陽者狂，針害畢矣。

　　刺之而氣不至，無問其數；刺之而氣至，乃去之，勿復針。針各有所宜，各不同形，各任其所為。刺之要，氣至而有效。效之信，若風之吹雲，明乎若見蒼天，刺之道畢矣。

【譯文】

　　九針鑱、員、鍉、鋒、鈹、員利、毫、長、大，譯文略。

從氣之在脈至針害畢矣這段經文，前言三氣在上、在中、在下，中言針刺陷脈、中脈、太深，後言皮、肉、筋脈，層次分明，概念清晰。邪氣、濁氣為病氣，清氣為人體真氣，即運行經脈之中的營衛之氣。

　　病邪初犯僅在皮毛肌表時，此時稱為邪氣，要從九針中選取合適針型淺刺，過皮而已。如邪犯較深，已達肌層，稱為濁氣，可選相應針型，刺中經絡，致氣以祛邪。針刺不可太深，刺過經脈傷及真氣反而引邪入內，稱為病益，即加重疾病。所以說皮、肉、筋脈是淺深不同的層次，邪氣犯人也是由淺入深的。

　　九針形狀不同，人身體不同層次，邪氣侵犯不同階段，要選擇與之相適應的針型，千萬不要所用針型不當，刺針淺深不妥，補瀉相反，致使邪實更實，氣虛更虛，損不足而益有餘，這就叫作甚病，即促使疾病進一步發展。在已經造成進一步發展情況下，再錯上加錯地針五臟之脈，必死無疑。此時針刺手足太陽、少陽、陽明六腑之脈也不可，會使病人更加羸弱。削奪陰氣致死，削奪陽氣致狂。所謂狂並非癲狂之狂，而是病重神昏譫語之意。懂得這些，誤針的危害就全明白了。

　　針刺後沒有出現得氣反應，那就不要拘泥行針次數，繼續施針，直至得氣感出現。一旦出現了就停止，不要再針了。九針形態不同，各有所適應的病症。不同病症，針法不同，選用合適的針是針刺治療重要的事情。針刺治療得氣了才有效。得氣而產生療效就像風吹雲散突見天日一樣，病人是能明顯感覺到的。選擇合適的針，針刺則得氣，做到這兩點，那就真正掌握針刺的要領了。

【注】

　　鑱（彳ㄢˊ），銳也，鑱針頭大末尖，形如箭頭。鍉（ㄉㄧ），鍉針體粗鋒鈍，多用於治療血脈病，亦為啟血器。鈹（ㄆㄧ），鈹針體長，兩面有刃，形如寶劍。員，應即圓

字，員針尖端如卵形，用於按摩不致損傷肌肉。員利針者大如
氂，氂（ㄇㄠˊ），指氂牛尾或馬尾，長毛之意。大針者尖如
梃，梃（ㄊㄧㄥˇ），勁直的杖棒。蟁（ㄨㄣˊ），蚊字的古
寫。針大深則邪氣反沈，大即太字，大深即太深，沈即沉字。
取三脈者恇，恇（ㄎㄨㄤ），虛弱貌。九針尺寸應屬秦漢制，
一尺折合 27.65 公分，一寸為 2.765 公分，按此比例可算出九
針實際長度。

【原文】

黃帝曰：願聞五藏六府所出之處。

岐伯曰：五藏五俞，五五二十五俞，六府六俞，六六三
十六俞。經脈十二，絡脈十五，凡二十七氣以上下。所出為
井，所溜為滎，所注為俞，所行為經，所入為合，二十七氣所
行皆在五俞也。節之交，三百六十五會。知其要者，一言而
終，不知其要，流散無窮。所言節者，神氣之所游行出入也，
非皮肉筋骨也。觀其色，察其目，知其散復。一其形，聽其動
靜，知其邪正。右主推之，左持而御之，氣至而去之。凡將用
針必先診脈，視氣之劇易，乃可以治也。五藏之氣已絕於內，
而用針者反實其外，是謂重竭。重竭必死，其死也靜。治之者
輒反其氣，取腋與膺。五藏之氣已絕於外，而用針者反實其
內，是謂逆厥。逆厥則必死，其死也躁。治之者反取四末刺
之。害中而不去則精泄，害中而去則致氣。精泄則病益甚而
恇，致氣則生為癰瘍。五藏有六府，六府有十二原，十二原出
於四關，四關主治五藏，五藏有疾，當取之十二原。十二原者
五藏之所以稟三百六十五節氣味也。五藏有疾也應出十二原，
十二原各有所出，明知其原，睹其應，而知五藏之害矣。陽中
之少陰肺也，其原出於大淵，大淵二。陽中之太陽心也，其原
出於大陵，大陵二。陰中之少陽肝也，其原出於大衝，大衝
二。陰中之至陰脾也，其原出於太白，太白二。陰中之太陰腎
也，其原出於太谿，太谿二。膏之原出於鳩尾，鳩尾一。肓之

原出於脬胦，脬胦一。凡此十二原者，主治五藏六府之有疾者也。脹取三陽，飧泄取三陰。今夫五藏之有疾也，譬猶刺也，猶污也，猶結也，猶閉也。刺雖久猶可拔也，污雖久猶可雪也，結雖久猶可解也，閉雖久猶可決也。或言久疾之不可取者，非其說也。夫善用針者，取其疾也猶拔刺也，猶雪污也，猶解結也，猶決閉也，疾雖久猶可畢也。言不可治者，未得其術也。刺諸熱者如以手探湯，刺寒清者如人不欲行。陰有陽疾者，取之下陵三里，正往無殆，氣下乃止，不下復始也。疾高而內者，取之陰之陵泉；疾高者外者，取之陽之陵泉也。

【譯文】

黃帝說：我想聽聽，五臟六腑處於胸腹之內，它的真氣會營養全身，貫輸四肢百骸，達於體表，由內達外是在什麼位置呢？

岐伯說：五臟各有自己的經脈運行周身，每條經脈上各有 5 個重要腧穴。五五二十五個腧穴。五臟中，心外尚有包絡，經脈單獨走行，因心與包絡本為一體，故未單獨計算。六腑亦各有自己的經脈，每條經脈各有 6 個重要腧穴，六六三十六個腧穴。臟腑共發出 12 條經脈，從 12 條經脈又別出 15 條絡脈，合為 27 條經隧，貫通循環起來，如環無端，自然經絡之氣都會經過五輸穴的。

依據經氣在這五個腧穴運行狀況分別稱這些穴位為井、滎、輸、經、合。經氣由內達表所出之處為井，經氣如泉水初出向外流動為滎，經氣向下灌注，由表入深為輸，經氣如渠水暢通流淌之處為經，經氣如川流匯於湖海為合。臟有五輸，腑有六輸，這是臟腑氣機出入的重要孔穴，實際上周身筋脈谿谷關節相交有 365 處。

這 365 處並非只是皮肉筋骨之交，而是真氣，即黃帝所言臟腑之氣游行出入之所。這就是針經確定並命名的針刺、艾灸穴位。臟腑之氣正是從這裡由內達表，由表達裡。針經正是

運用這些孔穴刺灸而治病。用這些穴位補真氣祛外邪，保命全神。所以經文說知其要者一言而終，即可一言以蔽之；不知其要者流散無窮，即不懂這個道理他就學不懂針經，不懂針經又去針刺，其禍患肯定是無窮的。

觀察病人氣色及兩眼的情況就能知道他身體是變虛還是在恢復。把所觀察到的聯繫起來分析，弄清其中變化，就能掌握他的邪正情況。針刺時，右手持針，左手扶持，使刺針準確而不歪斜。針下得氣就出針。

凡是用針治療前必須先診脈，依據脈氣的虛實決定治療。五臟之氣已絕於內，而用針反補其外，這叫重竭，重竭病人必死，死亡時是安靜的。治療錯誤的做法是與氣機相反地針刺了腋下和胸部穴位。五臟之氣已絕於外，而用針反補其內，叫作逆厥，逆厥也會造成病人死亡，死亡時躁動不安，那是因為錯誤地針刺了四肢末梢穴位。祛邪用瀉法，速刺疾出不留針，出針要開放針孔，令邪氣外出。如果針法不當，中邪而反留針，邪未排出，正氣反受傷，稱為精泄。中邪出針但未開放針孔，邪氣不得外泄而鬱滯於內稱致氣。精泄則造成病越發沉重，促使病人羸弱；致氣則發為癰腫瘡瘍。

上述經文五臟之氣已絕於內，誤刺造成重竭，原因是治之者輒反其氣取腋與膺；五臟之氣已絕於外，誤刺造成逆厥，原因是治之者反取四末刺之。這兩項誤刺筆者尚未揣度明白。但事關生死，應繼續推敲。下篇經文《小針解》對此有解釋，請仔細研讀。

五臟有與之相表裡的六腑。六腑有 12 個原穴，12 個原穴達於肘、膝這 4 個大而轉樞最頻的四關。取四關之穴可以治療五臟疾患，五臟有病應當針刺十二原穴。十二原的重要地位在於五臟由它秉持周身 365 個真氣出入之所的營衛狀況。五臟有病經針刺邪氣排出也應由十二原，內在疾病情況也在十二原有所反應。十二原各有隸屬的臟腑，本臟本腑疾病情況會在各自的原穴反映出來。

清晰地掌握臟腑原穴，觀察原穴的反應就能知道五臟所受何害，受害情況。需要說明的是字面上看經文表述六腑原穴的作用，其實後面經文又明述了五臟原穴的名稱；經文說十二原出於四關，但原穴位於腕、踝附近，只有合穴才達於肘、膝，出於四關。據此兩點，經文原穴應是臟腑井、滎、輸、原、經、合的概稱。

陽中之少陰是肺，它的原穴是太淵，太淵左右各一，共有兩穴。陽中之太陽是心，它的原穴是大陵，大陵左右各一，共有兩穴。陰中之少陽是肝，它的原穴是太衝，太衝左右各一，共有兩穴。陰中之至陰是脾，它的原穴是太白，太白左右各一，共有兩穴。陰中之太陰是腎，它的原穴是太谿，太谿左右各一，共有兩穴。膏之原穴為鳩尾，即尾翳穴，鳩尾僅一穴。肓之原穴叫脖胦，即氣海穴，氣海穴也僅一穴。凡此十二原者主治五臟六腑之有疾者也。

這段經文也有兩點需要說明。

第一點，擱置十二經對於五臟所出經絡的命名，而以膈為界，稱胸為陽，腹為陰。對心肺肝脾腎用有層次的陰陽名稱重新表述。在表述心時，未列心俞神門為原，而列心包之俞大陵為原，係因心與包絡一體之故。

第二點稱肺為陽中之少陰，稱肝為陰中之少陽。我認為應是傳抄時將陰、陽二字誤寫。肺為陽中之少陽，肝為陰中之少陰於理更順。

腹脹在足三陽經上選穴針刺，飧瀉在足三陰經上選穴針刺。

五臟有病好比身上扎刺，好比為污物所染，好比繩子打了結，好比水道被堵塞。扎刺儘管時間久尚可以拔出，污染雖久也可以洗去，結打久了仍可以解開，堵塞久了也可以通開。有人說病久了就不能治了，這種說法不正確。精明於用微針治病的人別說治療一般疾病，就算病程已久的病都好比拔刺、洗污、解結、通淤一樣針到病除。那種說病久就不能治的人，只

能說明他並沒有掌握先進而神妙的微針之術。

　　針刺熱性病，刺法如用手試探滾開的水，淺刺快出，不留針。刺寒而清冷的病，其針法如人戀家而不想離開，要留針致氣以祛寒。下焦有陽熱之症，針刺足三里，大膽針刺，不會有問題，邪氣排除才停止，不排除重新施針。邪氣侵犯上焦並向內裡侵犯，取足太陰脾經的陰陵泉。侵犯上焦而邪在體表者針刺足少陽膽經的陽陵泉穴。

【注】

　　膏肓，二字往往連稱，往往注為心之下膈之上。但膏肓並非一體。心下微脂為膏，胸腹間橫膈為肓。詳見《漢語大字典》。腋與膺，膺（一ㄥ），即胸。腋與膺指腋下胸上穴位。脖胦（一ㄤ），本指肚臍，此處肓之原穴實為氣海穴。飧瀉，又名水穀利，所瀉完穀不化。今夫，發語詞，無義。正行無殆，殆（ㄉㄞ丶），通怠，懈惰；亦為危險，如百戰不殆。此處可解為正常進行，不會有問題，或大膽去做，不會有問題。

第二篇　《靈樞》小針解

【原文】

　　所謂易陳者，易言也。難入者，難著於人也。粗守形者，守刺法也。上守神者，守人之血氣有餘不足可補寫也。神客者，正邪共會也。神者，正氣也，客者，邪氣也。在門者邪循正氣之所出入也。未覩其疾者，先知邪正何經之疾也。惡知其原者先知何經之病，所取之處也。刺之微在數遲者，徐疾之意也。粗守關者，守四肢而不知血氣正邪之往來也。上守機者，知守氣也。機之動不離其空中者，知氣之虛實用針之徐疾也。空中之機，清淨以微者，針以得氣，密意守氣勿失也。其來不可逢者，氣盛不可補也。其往不可追者，氣虛不可寫也。不可掛以發者，言氣易失也。扣之不發者，言不知補寫之意也，血氣已盡而氣不下也。知其往來者，知氣之逆順盛虛也。要與之期者，知氣之可取之時也。粗之闇者，冥冥不知氣之微密也。妙哉，工獨有之者，盡知針意也。往者為逆者，言氣之虛而小，小者逆也。來者為順者，言形氣之平，平者順也。明知逆順正行無間者，言知所取之處也。迎而奪之者，寫也。追而濟之者，補也。

　　所謂虛則實之者，氣口虛而當補之也。滿則泄之者，氣口盛而當寫之也。宛陳則除之者，去血脈也。邪勝則虛之者，言諸經有盛者，皆寫其邪也。徐而疾則實者，言徐內而疾出也。疾而徐則虛者，言疾內而徐出也。言實與虛若有若無者，言實者有氣，虛者無氣也。察後與先若亡若存者，言氣之虛實補寫之先後也，察其氣之已下與常存也。為虛與實若得若失者，言補者必然若有得也，寫則恍然若有失也。

　　夫氣之在脈也，邪氣在上者，言邪氣之中人也高，故邪氣在上也。濁氣在中者，言水谷皆入於胃，其精氣上注於肺，

濁溜於腸胃，言寒溫不適，飲食不絕，而病生於腸胃，故命曰濁氣在中也。清氣在下者，言清濕地氣之中人也，必從足始，故曰清氣在下也。針陷脈則邪氣出者，取之上。針中脈則邪氣出者，取之陽明合也。針大深則邪氣反沈者，言淺浮之病，不欲深刺也，深則邪氣從之入，故曰反沈也。皮肉筋脈各有所處者，言經絡各有所主也。取五脈者死，言病在中，氣不足，但用針盡大寫其諸陰之脈也。取三陽之脈者唯言盡寫三陽之氣，令病人恇然不復也。奪陰者死，言取尺之五里五往者也。奪陽者狂，正言也。觀其色察其目，知其散復。一其形聽其動靜者，言上工知相五色於目，有知調尺寸小大緩急滑澀，以言所病也。知其邪正者，知論虛邪與正邪之風也。右主推之，左持而御之者，言持針而出入也。氣至而去之者，言補寫氣調而去之也。調氣在於終始一者，持心也。節之交三百六十五會者，絡脈之滲灌諸節者也。

所謂五藏之氣已絕於內者，脈口氣內絕不至，反取其外之病處與陽經之合，有留針以致陽氣，陽氣至則內重竭，重竭則死矣。其死也無氣以動，故靜。

所謂五藏之氣已絕於外者，脈口氣外絕不至，反取其四末之輸，有留針以致其陰氣，陰氣至則陽氣反入，入則逆，逆則死矣。其死也，陰氣有餘，故躁。所以察其目者，五藏使五色循明，循明則聲章，聲章者則言聲與平生異也。

【注】

怭然，怭（ㄅㄧˋ），滿也。悗然，悗（ㄏㄨㄤˇ），失意，在此為有所失。言上工知相五色於目，有知調尺寸小大緩急滑澀，以言所病也。有知，知同智。即有智能，有知識之意。五藏使五色循明，循作善、好解，即五臟使五色鮮明。五色循明則五臟健康，反之則有邪侵。

古人作書，尤其經典之作，從無前文之後，後文對前文逐句作解。孔子作《春秋》，《春秋》三傳皆後人所為。文王

演《周易》，《易》之十翼係孔子及後世弟子之述。《小針解》篇對《九針十二原》篇逐句作解，顯係後人研讀《九針十二原》之註釋性文章。後人之注再精，也難言句句符合原書本義。任何註釋均有商榷之空間。

　　讀此篇可以理解《靈樞》非出自一時一人之手。據考證，《黃帝內經》含《靈樞》、《素問》，始於戰國，竣於西漢，多人參與，集體創作。黃帝君臣問答，文體假托而已。本人冒昧淺見有望大家斧正。本篇言辭明晰，不難讀懂，譯文從略。

靈
素
針

【原文】

　　凡刺之要官針最妙。九針之宜各有所為。長短大小各有所施也。不得其用病弗能移。疾淺針深內傷良肉皮膚為癰。病深針淺病氣不寫支為大膿。病小針大氣寫太甚疾必為害。病大針小氣不泄寫亦復為敗。失針之宜大者寫小者不移。已言其過請言其所施。病在皮膚無常處者取以鑱針於病所，膚白勿取。病在分肉間取以員針於病所。病在經絡痼痹者取以鋒針。病在脈氣少當補之者取之鍉針於井滎分輸。病為大膿者取以鈹針。病痹氣暴發者取以員利針。病痹氣痛而不去者取以毫針。病在中者取以長針。病水腫不能通關節者取以大針。病在五藏固居者取以鋒針，寫於井滎分輸，取以四時。

【譯文】

　　用針刺之法治病，選擇社會上統一規格的針具是最好的。九種針具各有相應的作用，各有適應的疾病。九針形態不同各有相應的使用方法。針具選擇不適當，病就得不到改變，表淺的病針刺過深損傷了正常組織，皮肉就會形成癰腫。病在深處針刺表淺，未達病所，不僅病邪不能消除，會使皮膚發生瘡瘍而潰膿。不是大病而使用大針，正氣消耗太過，反而會使疾病加重。病重卻用小針，邪氣不得宣泄，也會造成不良後果。這就是沒按照社會統一規定的標準選取合適類型的針具，大了耗傷正氣，小了達不到治療效果。

　　下面再談談正確用針的方法。病在皮肉表淺處游走不定可用鑱針刺病痛處，淺刺而已，以瀉其熱。若皮膚色白並非熱象則不可用此法。如病稍深達於分肉間則以尖端如卵形的員針揩摩分肉肌腱，祛邪又不傷肌肉。

病在絡脈較頑固麻痺之症可用尖端三棱的鋒針刺絡出血。如病已深久，脈氣已不足，需用補法提升正氣，可以不刺入皮膚的鍉針按壓相應經絡上的五輸穴等重要腧穴，使氣血流通，補氣而不傷正。

膿瘍之症膿已形成時用劍形鈹針切開排膿。如痺證突然發作，麻木疼痛劇烈，用員利針深刺。如痺證經久不癒，用細而銳的毫針，徐徐進針較久留針，致氣以祛邪。如病在深處，其他針夠不到，就只有用長針直達病所。如關節腫脹積水就用大針放出關節積液。

如果病在五臟，就不是其他功能單一的針所能生效，要用鋒針取相應某臟的經脈，用該經上的五輸穴治療。五輸穴各有五行屬性，據五行生剋理論，不同季節選用不同腧穴予以治療。是補是瀉，據邪正虛實而定。經文言瀉非單指瀉法，而是兼含補瀉之意。

【原文】

凡刺有九，曰應九變。一曰俞刺，俞刺者，刺諸經滎輸藏腧也。二曰遠道刺，遠道刺者，病在上，取之下，刺府腧也。三曰經刺，經刺者，刺大經之結絡經分也。四曰絡刺，絡刺者，刺小絡之血脈也。五曰分刺，分刺者，刺分肉之間也。六曰大寫刺，大寫刺者，刺大膿以鈹針也。七曰毛刺，毛刺者，刺浮痺皮膚也。八曰巨刺，巨刺者，左取右，右取左。九曰焠刺，焠刺者，刺燔針則取痺也。

凡刺有十二節，以應十二經。一曰偶刺，偶刺者，以手直心若背，直痛所，一刺前，一刺後，以治心痺。刺此者，傍針之也。二曰報刺，報刺者，刺痛無常處也。上下行者，直內無拔針，以左手隨病所按之，乃出針復刺之也。三曰恢刺，恢刺者，刺傍之舉之前後，恢筋急，以治筋痺也。四曰齊刺，齊刺者，直入一傍入二，以治寒氣小深者。或曰三刺，三刺者，治痺氣小深者也。五曰揚刺，揚刺者正內一傍內四而浮之，以

治寒氣之博大者也。六曰直針刺，直針刺者引皮乃刺之，以治寒氣之淺者也。七曰輸刺，輸刺者直入直出，稀發針而深之，以治氣盛而熱者也。八曰短刺，短刺者刺骨痺，稍搖而深之，致針骨所以上下摩骨也。九曰浮刺，浮刺者，傍入而浮之以治肌急而寒者也。十曰陰刺，陰刺者左右率刺之以治寒厥，中寒厥足踝後少陰也。十一曰傍針刺，傍針刺者，直刺傍刺各一，以治留痺久居者也。十二曰贊刺，贊刺者直入直出，數發針而淺之出血，是謂治癰腫也。

【譯文】

刺法有 9 種，以應對 9 種不同病情。

第一種刺法叫作輸刺。輸刺是針刺十二正經的井、滎、輸、原、經、合以及背部足太陽膀胱經上臟腑之俞。

第二種刺法叫作遠道刺，今天稱為遠端取穴，病在上而取之下，病在下而取之上，針刺六腑所屬陽經井、滎、輸、原、經、合。

第三種刺法稱經刺，是在病患所屬十四經的某經上選穴施針。

第四種刺法稱絡刺，是在看得見，以指也能摸到的血絡上針刺放血之法。

第五種刺法稱分刺，是用員針在肌肉分間進行揩摩，但不傷及肌肉。

第六種刺法稱大瀉刺，是癰腫膿已成用鈹針切開排膿之法。

第七種刺法稱毛刺，是針刺皮表，不進入肌肉層，治療皮膚局部麻痺的針刺法。

第八種刺法稱巨刺，左病取右，右病取左，今稱交經繆刺，或稱繆刺。

第九種刺法稱焠刺，今稱燔針，將針燒熱而刺，或刺後將針燒熱，用治寒性痺痛。

凡刺有十二節，節為法度之意，即在 9 種針法之下，還有 12 種具體操作方法。十二是自然界的一個常數，年有十二月，六律六呂合為十二，手足三陰三陽合為十二經。十二節以應十二經是指這十二種具體操作方法正應經之十二之數。暗指這十二種操作方法並非人為硬性規定，實是符合人體經氣運行微針治病的規律的。

　　方法之一叫作偶刺，用手找到病痛正對前胸、後背的位置後，前胸、後背各施一針。針必須斜刺而不可直刺，以免刺傷內臟。這種方法主要用於治療心痹，即今之心絞痛，實際也包括胃痛。

　　方法之二叫報刺，用於治療上下游走、痛無定處之症，用手按壓痛處，痛點在哪裡就在哪裡下針，實為天應穴。刺後不立即出針，用左手按壓繼續尋找痛處，出針後在另一痛點再刺一針。

　　方法之三叫恢刺，在病處直下一針，然後提針向兩旁斜刺，再提針前後提插，以舒緩筋腱結聚，用治筋痹之症。

　　方法之四叫作齊刺，先在病處直下一針，然後在兩旁再各下一針。因共下三針，也稱作三刺，用於寒痹越過表皮向下侵襲，但尚未太深的情況。

　　方法五稱揚刺，先在病處下一針，然後四旁各下一針，五針均淺刺，適於寒邪襲表有擴大趨勢的情況。

　　方法六叫作直針刺，將皮膚用手提起下針，刺皮而不傷肉，用於寒邪尚在皮表階段。

　　方法七叫輸刺，即速刺法，不多施針，進針較深，快進快出，以泄邪熱，用於邪熱旺盛情況。

　　方法八叫短刺，用治骨痹，進針後搖動針柄，令針達於骨面，並上下提插，揩摩於骨面，很類似當今小針刀的理念。

　　方法九叫浮刺，針不直刺而是斜刺進針，並進針表淺，用於寒邪致肌肉攣急之症。

　　方法十叫作陰刺，用治寒厥。寒厥一症應是四末厥冷，

經文指出必取足踝後少陰，顯指太谿穴，又說左右率刺之。左右指何處？是指左右太谿，還是太谿所處之左右，即足少陰之太谿，足太陽之崑崙？率取之即都取之之意，寧理解為左右太谿左右崑崙皆取，應未越出治療原則。

方法十一叫傍針刺，直刺一針斜刺一針，用治痺症日久之症。

方法十二稱讚刺，速進速出，在局部多施針放血，用治癰腫以刺血瀉毒。

【原文】

脈之所居深不見者，刺之微內針而久留之，以致其空脈氣也。脈淺者，勿刺，按絕其脈乃刺之，無令精出獨出其邪氣耳。所謂三刺則谷氣出者，先淺刺絕皮以出陽邪，再刺則陰邪出者，少益深絕皮致肌肉未入分肉間也。已入分肉之間，則谷氣出。故刺法曰始刺淺之以逐邪氣而來血氣，後刺深之以致陰氣之邪，最後刺極深之，以下谷氣，此之謂也。故用針者不知年之所加，氣之盛衰，虛實之所起，不可以為工也。

凡刺有五以應五藏。一曰半刺，半刺者，淺內而疾發針，無針傷肉，如拔毛狀，取皮氣，此肺之應也。二曰豹文刺，豹文刺者，左右前後針之，中脈為故，以取經絡之血者，此心之應也。三曰關刺，關刺者，直刺左右盡筋上，以取筋痺，慎無出血，此肝之應也。或曰淵刺，一曰豈刺。四曰合谷刺，合谷刺者，左右雞足，針於分肉之間，以取肌痺，此脾之應也。五曰輸刺，輸刺者直入直出，深內之至骨，以取骨痺，此腎之應也。

【譯文】

《靈樞》經文中經絡、血脈均稱為脈。脈之所居深不見者，不僅指所居深，肉眼不見，指下不見也稱不見，故此段經文所指為經絡。此種情況針刺應緩進針，並留針較久致穀氣，

即經氣充盈方出針，須立即按閉針孔。如脈淺可見，指下亦能感知，顯指血脈，為應指動脈或較明顯的靜脈，須將其推離下針處，方可下針，才不致傷及血脈而出血傷精，達到只排出邪氣的目的。

經文三刺者穀氣出是指先淺刺只刺過皮膚而已，排出表淺的邪氣。第二步穿過皮膚達到肌肉層則停止，不要再深到分肉之間，以排出侵犯較深的邪氣，即陰氣。最後再向下刺達分肉之間，已中臟腑所屬的經絡體表走行部分，針可催動經絡中運行的營衛之氣即穀氣，針下會有得氣之感。這就是所說的三刺而穀氣出的含義。

經文所說年之所加是指運氣中客主加臨之說。每年不同季節有不同的氣候情況，春多風，初夏熱，盛夏火熱，長夏濕，秋燥，冬寒。這誰都知道，這是主氣。預測 60 年氣候週期的運氣學中又有逐年輪轉的客氣，客氣加於主氣之上才形成當年的實際氣候特點。這一實際氣候影響人的健康，影響疾病發生。各年的實際氣象可以用運氣學預知。不懂運氣學，不掌握客主加臨，只能處於被動應付狀況。所以說不知年之所加，你就不能預知風寒暑濕燥火的盛衰，也就弄不清正邪虛實因何發生的變化，就不能當醫生。也就是說人與天地相應，必須天地人三才俱知才能當好醫生。

有 5 種與五臟相應的針刺法，第一種叫半刺。淺刺而速出針，不傷到皮下之肉，類似在皮表拔毛，其作用是祛除僅犯表皮的邪氣。肺主皮毛，這種針法與肺相應。

第二種叫豹文刺。前後左右下針刺而中脈。這裡所說的脈指血絡，非指經絡。這是刺絡泄血的針法。心主血脈，此法與心相應。

第三種叫關刺。是在關節上針刺牽引關節的筋腱的針法，刺筋而不出血，用於筋痺，即筋腱麻痺不靈活的病症。肝主宗筋，此法與肝相應。這種刺法也稱淵刺、凱刺。

第四種叫合谷刺。這種針刺法並不是在手陽明大腸經的

合谷穴上施針，而是指針刺深度達於分肉，刺後提針向左右各斜刺一針，針成「个」字，有如雞爪踐地之形，用治肌痹，即肌肉麻痹之症。脾主肌肉，此法與脾相應。

　　第五種叫輸刺，直入直出，深達於骨，速刺法，排除深達於骨的邪氣。按照之前的針刺法則，出針時定要開放針孔，開門揖盜，以令邪出。用治骨痹。腎主骨，此法與腎相應。

【注】

　　關刺或曰淵刺，一曰豈刺。淵（ㄩㄢ），淵，深也，稱淵刺似應指刺在筋上，應於關節，刺淺而應深之意。豈（ㄎㄞˇ），即凱字，凱有多義，在此指和緩，《詩·邶風·凱風》「凱風自南，吹彼棘薪」。針刺而不出血之謂。

【原文】

凡刺之道畢於終始。明知終始，五藏為紀，陰陽定矣。陰者主藏，陽者主府。陽受氣於四末，陰受氣於五藏。故寫者迎之，補者隨之。知迎知隨，氣可令和。和氣之方，必通陰陽。五藏為陰六腑為陽。傳之後世，以血為盟，敬之者昌，慢之者亡，無道行私，必得天殃。謹奉天道請言終始。終始者經脈為紀，持其脈口人迎，以知陰陽有餘不足，平與不平，天道畢矣。所謂平人者，不病。不病者脈口人迎應四時也。上下相應而俱往來也，六經之脈不結動也，本末之寒溫之相守司也，形肉血氣必相稱也，是謂平人。少氣者脈口人迎俱少而不稱尺寸也。如是者則陰陽俱不足，補陽則陰竭，寫陰則陽脫。如是者可將以甘藥，不可飲以至劑。如此者弗灸。不已者，因而寫之則五藏氣壞矣。人迎一盛病在足少陽，一盛而躁，病在手少陽。人迎二盛病在足太陽，二盛而躁病在手太陽。人迎三盛病在足陽明，三盛而躁病在手陽明。人迎四盛，且大且數，名曰溢陽，溢陽為外格。脈口一盛病在足厥陰，厥陰一盛而躁在手心主。脈口二盛病在足少陰，二盛而躁在手少陰。脈口三盛病在足太陰，三盛而躁在手太陰。脈口四盛，且大且數者，名曰溢陰，溢陰為內關，內關不通死不治。人迎與太陰脈口俱盛四倍以上命曰關格，關格者與之短期。人迎一盛寫足少陽而補足厥陰，二寫一補，日一取之。必切而驗之，疏取之，上氣和乃止。人迎二盛，寫足太陽補足少陰，二寫一補，二日一取之，必切而驗之，疏取之，上氣和乃止。人迎三盛，寫足陽明而補足太陰，二寫一補，日二取之，必切而驗之，疏取之，上氣和乃止。脈口一盛寫足厥陰而補足少陽，二補一寫，日一取之，必切而驗之，疏而取之，上氣和乃止。脈口二盛寫足少陰而補

足太陽，二補一寫，二日一取之，必切而驗之，疏取之，上氣和乃止。脈口三盛寫足太陰而補足陽明，二補一寫，日二取之，必切而驗之，疏而取之，上氣和乃止。所以日二取之者，陽明主胃，大富於谷氣，故可日二取之也。人迎與脈口俱盛三倍已上，命曰陰陽俱溢，如是者，不開則血脈閉塞，氣無所行，流淫於中，五藏內傷。如此者，因而灸之則變易而為他病矣。凡刺之道氣調而止。補陰寫陽音氣益彰，耳目聰明，反此者血氣不行。

【譯文】

大凡針刺的法度奧妙，都包含在終始這一篇章之中，透徹地掌握終始所述法度，五臟是其綱紀，必須先掌握五臟的生理病理。但是針刺之道、終始之論都離不開陰陽，可以說均由陰陽所確定。臟屬陰，腑屬陽，通於四肢者為陽，連於五臟者為陰。臟腑所屬的手足三陰三陽經各有其走行方向，針刺瀉法須迎著經氣所來的方向施針，補法則順著經氣所去的方向施針，此為針刺手法中的迎隨補瀉。

知道迎隨才能調和經氣，瀉實補虛令經氣轉平。但調和經氣之道，必須洞明陰陽之學。把針刺之道、終始之篇、陰陽之學傳留後世，傳承的人必須忠誠不貳，用敬畏之心嚴謹去做就興盛，怠慢馬虎必衰亡，要歃血立盟，忠心傳承。如果不具醫德，以此行私，必遭天譴。

不違背盟誓，能夠嚴謹遵奉天道，那就讓我向你詳述終始之意。終始涉及事情雖多，其中經脈是綱領性重要之事。如按寸口、人迎就可知該人陰陽有餘、不足，是平還是不平，說明掌握了刺針、終始、陰陽的天道。

所說的平人是沒有病的人，他的脈口人迎的脈象同四季氣候變化相應，春弦、夏鉤、秋浮、冬營。脈之上下往來平調無異常。六經之脈，既無澀滯又無疾數。腹內體表，軀幹四末寒溫協調。形體與氣血相適應。具有以上身體平調情況的就是

健康的平人。如果氣虛到一定程度，寸口人迎之脈均虛，與正常脈象幅度明顯不相稱，這種情況是陰陽俱虛，針刺治療左右為難，補陽則陰氣衰竭，瀉陰則陽氣與之俱脫。這種情況只能口服甘味藥將養，不可急欲求功投以峻劑。也不可以用灸法。如果在短時間未見效就用瀉法，則造成五臟真氣衰敗。

人迎在頸，屬足陽明胃經，可候六腑之陽氣。人迎脈大於寸口脈一倍，病在足少陽膽經，同時又有急數之象則病在手少陽三焦經。人迎脈大於寸口脈二倍病在足太陽膀胱經，同時又有急數之象則病在手太陽小腸經。人迎脈大於寸口脈三倍病在足陽明胃經，同時又有急數之象，則病在手陽明大腸經。人迎脈大於寸口脈四倍而又快數，叫作溢陽，溢陽是外格，為六陽盛極，陽不入陰之象。

寸口在腕，屬手太陰肺經，可候五臟之陰氣。寸口脈大於人迎脈一倍，病在足厥陰肝經，同時又有急數之象，則病在手厥陰心包絡。寸口脈大於人迎脈二倍，病在足少陰腎經，同時又有急數之象，則病在手少陰心經。寸口脈大於人迎脈三倍，病在足太陰脾經，同時又有急數之象，則病在手太陰肺經。寸口脈大於人迎脈四倍，而且急數，名叫溢陰，溢陰為內關，係陰氣盛極於內與陽氣離絕不通，陰陽離絕，精氣乃竭，已成死症。

人迎脈與寸口脈都盛於平人脈象四倍以上，名曰關格，已是陰盛格陽，陽盛格陰，陰陽離絕之期，命在旦夕而已。

人迎脈大於寸口脈一倍病在足少陽膽經時，可針刺瀉雙側之足少陽，補某一側足厥陰即可。每日施針一次。施針時邊切按人迎寸口脈，取穴宜少。足厥陰肝經因補而經氣上升，足少陽膽經因瀉而陽氣下降，陰陽氣和，人迎寸口兩脈平調就停止。人迎脈大於寸口脈二倍病在足太陽膀胱時，針刺瀉雙側足太陽，補某一側足少陰。隔日施針一次。施針時邊切按人迎寸口脈，取穴宜少，足少陰因補而經氣上升，足太陽因瀉而陽氣下降，陰陽氣和，人迎寸口兩脈平調就停止。

人迎脈大於寸口脈三倍，病在足陽明胃時，針刺瀉雙側足陽明，補某一側足太陰，一天可施針兩次。施針時邊切按人迎寸口脈，取穴宜少。足太陰脾經因補而經氣上升，足陽明胃經因瀉而陽氣下降，陰陽氣和，人迎寸口脈平調就停止。

　　寸口脈大於人迎脈一倍時病在足厥陰肝經，針刺瀉某一側足厥陰肝經，而補雙側足少陽膽經，邊施針邊切按寸口人迎脈，取穴宜少，足少陽膽經因補而陽氣上升，足厥陰肝經因瀉而陰氣下降，陰陽氣和，兩脈趨於平調就停止施針，每日施針一次即可。

　　寸口脈大於人迎脈兩倍，病在足少陰腎經，針刺瀉某一側足少陰，而補雙側足太陽，施針時邊施針邊切按寸口人迎脈，取穴宜少，足太陽膀胱經因補而陽氣上升，足少陰腎經因瀉而陰氣下降，陰陽氣和，兩脈漸趨平調就停止施針，隔日施針一次即可。

　　寸口脈大於人迎脈三倍，病在足太陰脾經，針刺瀉某一側足太陰，而補雙側足陽明，施針時邊施針邊切按寸口人迎脈，取穴宜少，足陽明經因補而陽氣上升，足太陰經因瀉而陰氣下降，陰陽氣和，兩脈趨於平調就停止施針，每日可施針兩次，原因是這兩經穀氣充足，旺盛於他經。

　　如果人迎、寸口脈同時盛大，超過平人正常脈 3 倍以上，這叫陰陽俱溢，氣機亢盛，壅塞不通，血脈閉塞，傷及五臟。此時理應疏泄，反用灸法，火入油鍋，變為他病，禍患叢生。

　　針刺治病氣調而止。陰虛則補陰，陽盛則瀉陽，陰陽平調則身體健壯，聲音洪亮，耳聰目明。如果損不足而益有餘，則血氣不行而害生矣！

【注】

　　①經文：終始者經脈為紀，持其脈口人迎，以知陰陽有餘不足，平與不平，天道畢矣。

此段經文極言切按寸口人迎脈象之重要。自《難經》倡診脈獨取寸口，後世三部九候不用，診按人迎寸口亦稀見。本人認為經文對人迎寸口脈象論述異常清晰，補瀉之法明白不二，這樣言之鑿鑿必有其理。領會這段經文，在臨床上觀察體驗，或可在診療上有驚人貢獻。

　　②人迎寸口脈一盛二盛三盛，譯文指比對方脈大一倍二倍三倍，這是遵從《靈樞經・白話解》的譯法。按經文直譯應為較正常時大一倍二倍三倍。細研經文，在此文前先詳述不病平人人迎寸口應四時的正常情況，兩種譯法實質無異。

　　③人迎寸口脈盛，針刺瀉二補一，補二瀉一，二、一何指？《白話解》注為取二穴一穴或取穴數量的倍數關係。二、一此譯造成全句難譯，注者已書明此事。

　　本人之譯，二指左右二經，一指其中一經。此譯與《九針十二原》對原穴之述暗合。

　　這段經文歷代醫家爭議頗多。本人斗膽作譯確屬不知深淺，既望先賢鑑諒，亦望方家指迷，不致貽誤後學。

【原文】

　　所謂氣至而有效者，寫則益虛，虛者脈大如其故而不堅也。堅如其故者，適雖言故，病未去也。補則益實，實者脈大如其故而益堅也。夫如其故而不堅者，適雖言快，病未去也。故補則實，寫則虛，痛雖不隨針，病必衰去。必先通十二經脈之所生病，而後可得傳於終始矣。故陰陽不相移，虛實不相傾，取之其經。

　　凡刺之屬，三刺至谷氣。邪僻妄合，陰陽易居，逆順相反，沉浮異處，四時不得，稽留淫泆，須針而去。故一刺則陽邪出，再刺則陰邪出，三刺則谷氣至，谷氣至而止。所謂谷氣至者，已補而實，已寫而虛，故以知谷氣至也。邪氣獨去者，陰與陽未能調而病知癒也。故曰補則實，寫則虛，痛雖不隨針，病必衰去矣。陰盛而陽虛，先補其陽，後寫其陰而和之。

陰虛而陽盛，先補其陰，後寫其陽而和之。

三脈動於足大指之間，必審其實虛，虛而寫之是謂重虛，重虛病益甚。凡刺此者以指按之，脈動而實且疾者疾寫之，虛而徐者則補之，反此者病益甚。其動也陽明在上，厥陰在中，少陰在下。膺腧中膺背腧中背，肩膊虛者取之上，重舌刺舌柱以鈹針也。手屈而不伸者其病在筋，伸而不屈者其病在骨。在骨守骨，在筋守筋。補須一方實深取之，稀按其痏，以極出其邪氣。一方虛淺刺之，以養其脈，疾按其痏，無使邪氣得入。邪氣來也緊而疾，谷氣來也徐而和。脈實者深刺之，以泄其氣；脈虛者淺刺之，使精氣無得出，以養其脈，獨出其邪氣。

刺諸痛者其脈皆實。故曰從腰以上者手太陰陽明皆主之。從腰以下者足太陰陽明皆主之。病在上者下取之，病在下者高取之。病在頭者取之足，病在腰者取之膕。病生於頭者，頭重。生於手者，臂重。生於足者，足重。治病者先刺其病所從生者也。春氣在毛，夏氣在皮膚，秋氣在分肉，冬氣在筋骨。刺此病者各以其時為齊。故刺肥人者以秋冬之齊，刺瘦人者以春夏之齊。

病痛者陰也，痛而以手按之不得者陰也，深刺之。病在上者陽也，病在下者陰也，癢者陽也淺刺之。病先起陰者先治其陰而後治其陽。病先起陽者先治其陽而後治其陰。刺熱厥者，留針反為寒，刺寒厥者，留針反為熱。刺熱厥者，二陰一陽，刺寒厥者，二陽一陰。

所謂二陰者，二刺陰也，一陽者一刺陽也。久病者邪氣入深，刺此病者深內而久留之，間日而復刺之。必先調其左右，去其血脈，刺道畢矣。

凡刺之法必察其形氣，形肉未脫少氣而脈又躁，躁厥者必為繆刺之，散氣可收，聚氣可布。深居靜處，占神往來，閉戶塞牖，魂魄不散，專意一神，精氣之分，毋聞人聲，以收其精，必一其神，令志在針。淺而留之，微而浮之，以移其神，

氣至乃休。男內女外，堅拒勿出，謹守勿內，是謂得氣。

　　凡刺之禁新內勿刺，新刺勿內；已醉勿刺，已刺勿醉；新怒勿刺，已刺勿怒；新勞勿刺，已刺勿勞；已飽勿刺，已刺勿飽；已飢勿刺，已刺勿飢；已渴勿刺，已刺勿渴；大驚大恐必定其氣乃刺之；乘車來者臥而休之如食頃乃刺之；出行來者坐而休之如行十里頃乃刺之。凡此十二禁者其脈亂氣散，逆其營衛，經氣不次，因而刺之則陽病入於陰，陰病出為陽，則邪氣復生。粗工勿察，是謂伐身。形體淫泆，乃消腦髓，津液不化，脫其五味，是謂失氣也。

　　太陽之脈，其終也戴眼反折，瘈瘲，其色白，絕皮乃絕汗，絕汗則終矣。少陽終者，耳聾，百節盡縱，目系絕，目系絕一日半則死矣，其死也色青白乃死。陽明終者，口目動作，喜驚，妄言，色黃，其上下之經盛而不行則終矣。少陰終者，面黑，齒長而垢，腹脹閉塞，上下不通而終矣。厥陰終者，中熱，嗌乾，喜溺，心煩，甚則舌捲，卵上縮而終矣。太陰終者，腹脹閉不得息，氣噫，善嘔，嘔則逆，逆則面赤，不逆則上下不通，上下不通則面黑，皮毛燋而終矣。

【譯文】

　　所說的氣至而有效者，即針刺而針下出現得氣感就是有效了。用什麼證明這一判斷？那就要遵從前段經文要求，凡刺之時要對人迎寸口脈象切而驗之。用瀉法時脈變虛了，脈的幅度與針刺前相同，但力度已不像原來那樣堅硬，而是變柔和了，所以說已有效了。假如針刺後脈的大小和針刺前一樣，軟硬度也依然如故，那是病邪尚未消除。

　　補則益實，是說針刺施以補法時，脈的力度變充實，雖然幅度與以前相同，但不像之前那樣按之空虛無力，所以說已經有效。假如針刺後脈的幅度也與以前一樣，力度也與以前一樣，一切如故，即使病者自覺有快感，實際上病邪未消除。針刺時一定要切按人迎寸口脈象來觀察，判斷針刺效果。施針補

法脈象變充實，施以瀉法脈轉柔和，儘管施針當時疼痛並未立即變化，但病邪一定衰減消除。

正確運用微針治病，前提是通曉十二經脈，知道病在何經，然後才能傳承微針之法終始之道。陰陽不能交通，虛實不能平調，發生在哪經就在該經上選穴施針。

針刺治療三刺至穀氣是一句名言。這句名言是正確掌握針刺淺深而達到治療效果的描述。當邪留不去侵入氣血，陰陽變位，氣機不順，脈與四時節令不相應，病邪留而不去浸潤擴散，這種情況都可以用針刺將病邪排除的。而具體施針時要依據邪氣侵入的深淺而掌握針刺深度，遵循三刺之法。邪犯表淺則淺刺，使犯表之邪——陽邪排除；邪犯稍深，針刺也稍深，排除侵犯稍深的邪氣——陰邪。陰陽邪已排除就可刺之更深，並留針，待針下出現得氣感，這就叫穀氣至。此時停止施針，出針要迅速按閉針孔。

這第三刺針下有得氣感就判定穀氣至，並非武斷之言，而是在針刺同時切按人迎寸口脈，依據脈象變化得出的結論。透過三刺之法，有瀉有補，原本氣虛無力之脈轉為充實，原本堅硬之脈轉為柔和，這就說明穀氣已至。當然也有另外的情況，經針刺治療在脈象上尚未發生變化，但是原有疾病的症狀卻已消除，這種情況可被認為是邪氣獨去。

一般說來，經針刺治療觀察其脈象，用補法，脈象轉充實；用瀉法，脈象變柔和，即便針刺當時疼痛症狀沒有應針而減，實際上病邪已在衰減、消除。

針刺補瀉也有先後問題。陰盛陽虛並存，先補其陽後瀉其陰達到陰陽平和。如陰虛陽盛俱現，先補其陰後瀉其陽達到陰陽平衡，既先補後瀉之意。上述情況係指虛象明顯，經不起先瀉之法，只好先補後瀉，扶正以祛邪。

經文三脈動於大指之間，又明言陽明在上、厥陰在中、少陰在下，顯然是指足陽明胃經、足厥陰肝經、足少陰腎經這三經。三脈之動應指足陽明之原穴衝陽、足厥陰之俞太衝、足

少陰之滎然谷，三穴繞足大趾，均有脈動。這三經哪經有病需針刺治療，應分別按本經上述之一的穴位，按其脈，如脈動堅實而疾數，抓緊用瀉法，如脈動無力而遲緩用補法。如果補瀉手法用反了，病就更重了。

須刺胸上腧穴，當然要刺胸部，須刺背部的腧穴要刺背部。但胸背針刺只能平刺、斜刺，不可直刺，避免刺傷內臟。肩膊有病就在肩膊上取穴，該處取穴相對安全。重舌，可用鈹針刺舌系帶根部出血，但不直接刺舌系帶。手能屈不能伸病在筋，能伸不能屈病在骨。治療時要治法分明，不可混淆。

經文補須一方實至無使邪氣得入應有錯簡，應為補須一方實，瀉須一方虛。即補法須達到所治之經的脈象由虛轉實，瀉法應使所治之經的脈象由堅硬轉為柔和。邪入脈中脈象緊急快數，正常的穀氣脈從容和緩。如果脈象堅實就要深刺，疾刺疾出，不按針孔，泄出邪氣。如果脈來虛弱，就淺刺留針，針下得氣再出針並迅速按閉針孔，不使精氣泄出，以養脈氣。此段經文文義前文已詳盡論述。

各種疼痛發生，切驗脈象，均有堅實之感。病發生在腰以上，到手太陰肺經、手陽明大腸經上選穴針刺；發生在腰以下的取穴於足太陰脾、足陽明胃經。針刺治療有一種常用的取穴法，病在上取之下，病在下取之上，病在頭取足，病在腰取膕，此法即本篇經文遠道刺。

病發生在頭部會覺頭部有沉重感，病發生在手，抬臂困難，病發生在足部，兩腳沉重行路不便。可以根據症狀判斷疾病所在從而選穴治療。

疾病發生與季節密切相關。這種相關即因四季氣候不同，也與天地運轉引起人體氣機相應變化有關。春病表淺病在皮毛，夏病在皮膚，秋病在分肉，冬病則深在筋骨。針刺治療手法要與之相適應。

肥人皮肉較厚，瘦人皮肉較薄，同時治療施針淺深有別。治肥人時針法如秋冬，治瘦人針法如春夏。上述經文告訴

施針者治病時必須把季節因素、人體素質考慮進去。

疼痛的病屬陰。疼痛之症用手按不到病處屬陰，針刺應深。病發生在人體上部屬陽，病發生在人體下部屬陰。診病必須先別陰陽。有癢的症狀病屬陽，往往是皮膚病，針刺時淺刺而已。疾病發生有先後，治療也要與之相應。病先起於陰者先治陰後治陽，病先起於陽者先治陽後治陰。

經文針刺熱厥寒厥均用留針之法，留針則為補法，顯然熱厥寒厥均屬因虛致厥，故均用補法。至於反為寒，反為熱，只是感覺上的寒熱非真寒真熱。治熱厥熱去脈靜身涼則稱寒，治寒厥寒去轉溫則稱熱。熱盛傷陰，治熱厥須兩補陰經一補陽經；寒盛傷陽，治寒厥須兩補陽經一補陰經。患病已久，邪入則深，正氣已傷，針刺時須深刺久留針。淺則難達病所，久留則正氣來復，隔日治療一次。十二經左右相通，邪犯既久，淫泆擴散，要查清邪氣的左右輕重。邪淫血絡視可見，按可察，須刺絡出血泄除鬱陳。能辨清上述諸多情況針刺的法度奧妙就都在其中了。

在針刺治療前要仔細觀察病人形體和氣機狀態。如果形體並未消瘦，但是氣脈不足，脈來虛數，甚至有四末不溫的狀況，就採取交經繆刺之法，可以積聚正氣，疏通鬱塞。

經文對施針者及接受針刺者都提出要求，並細述針刺禁忌。針刺治療要選擇一個安靜的房間，施針者要守在病人身旁深居不出，關好門窗，不被室外交談議論干擾，精神注意力全在病人身上及所施的針上。

正式下針前還須做些緩解病人緊張狀態的假動作。可以先輕刺，淺刺，以轉移病人的注意力，直到病人精神穩定了才停止，在其不注意的情況下果斷施針。

針刺有如下禁忌。剛合過房不要針刺，剛針刺完不要合房；剛喝醉了酒不要針刺，剛針刺完不要多飲酒；剛剛遇事發怒暫不針刺，剛針刺完避免發怒；剛做完重活身體疲勞不要針刺，剛針刺完不要立即去幹重活；剛吃飽飯不要針刺，剛針刺

184

完不要立即吃飯脹飽；正在飢餓狀態不要立即針刺，剛針刺完也不要忍饑處於飢餓狀態；正處乾渴狀態不要立即針刺，針刺之後也不要處於乾渴狀態；大驚大恐待精神平靜後才可施針；乘車而來休息一頓飯工夫再針刺；外出返回要坐下休息約走10里地（公制為5公里）時間才可針刺。

　　以上 12 種情況正處在脈氣散亂，營衛運行不順，經氣逆亂之時。在這種情況下針刺，本來是陽病也會陽入於陰，本來是陰病也會陰出於陽，這促使邪氣復生。知識粗淺的人違反上述禁忌為病人施針只能徒然傷害他人身體，造成病人形體衰敗，耗損腦髓，津液停滯，營養脫失，出現失氣狀態。

　　上述 10 種禁忌經文列為十二，知有此事足矣。實際針灸醫療中嚴肅認真，時機不妥不可粗心妄為，選擇合適時機精心施治以取得最佳療效。

　　經文列出十二經脈氣絕的症狀，令施針者掌握。如不知此，病人本已臨終猶去針刺，徒勞而無益。微針之道，終始之章，至此為終。手足太陽經氣絕，兩目上視，角弓反張，四肢抽搐，面無血色，皮膚枯槁，汗出如油，油汗一出，生命停止。手足少陽氣絕耳聾，所有關節均痿廢鬆弛，眼通於腦的脈絡阻絕，目雖睜而不見物，不過一天半則命終，臨終面色青白。手足陽明氣絕，口眼不自主抽動，驚恐譫語，皮膚色黃，手足兩經脈氣盛大而躁動，則氣絕。手足少陰氣絕面色暗黑，牙齒變長，污垢，腹脹，上下阻塞不通而亡。手足厥陰氣絕咽乾，胸腹發熱，心煩、遺尿，甚至舌短捲屈，陰囊上縮，命終。手足太陰氣絕腹脹不通，呼吸困難，噯氣嘔逆，上下阻塞不通，毛髮焦枯而亡。

【注】

　　原文：刺此病者各以其時為齊，齊同劑，即針刺選穴多少，針刺淺深等劑量。男內女外，堅拒勿出，謹守勿內，謹守勿內之內，為男女性交。

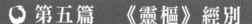

【原文】

黃帝問於岐伯曰：余聞人之合於天道也，內有五藏以應五音、五色、五時、五味、五位也；外有六府，以應六律。六律建陰陽諸經，而合之十二月、十二辰、十二節、十二經水、十二時、十二經脈者。此五藏六府之所以應天道。夫十二經脈者，人之所以生，病之所以成，人之所以治，病之所以起，學之所始，工之所止也。粗之所易，上之所難也。請問其離合出入奈何。

岐伯稽首再拜曰明乎哉問也，此粗之所過，上之所息也，請卒言之。

【譯文】

黃帝向天師岐伯發問說：我聽說人體與自然界相應，臟腑之間臟為內腑為外，五臟與五音宮商角徵羽、五色青赤黃白黑、五時春夏長夏秋冬、五味酸苦甘辛鹹、五位東南西北中相應。六腑與六律相應。

律為陽呂為陰，合為十二，與十二月、十二辰、十二節、十二經水、十二時、十二經脈相合。這是五臟六腑與應天地自然相應的規律。而十二經脈是人的生命基礎，同時也是發生疾病的管道，當然也是憑藉治病之所，也是疾病賴以驅除從而身體由此康復的途徑。學習醫療從這開始，精研純熟十二經也是上等醫生畢生之事。粗淺的人認為陰陽之經十二而已，何難之有，達到高度的人才明白十二經如浩瀚宇宙，畢生學不完。我想向您請教十二經離合出入之事。

岐伯恭謹地說問得太高深了。此事粗淺的人一聽了之，高深的人才悉心研究，受用終身。讓我現在就細述這件事。

【注】

本篇篇名為經別,《靈樞》經脈篇末所述十二經之別與此不同。本篇所述經別實為十二正經另外走行的支脈,故經文稱之為正。這十二條別出的正經行走路線深長,在互為表裡的臟腑間聯絡貫通,形成六合,這正是臟腑相為表裡的生理基礎。同時擴大了本經在身體上的敷布範圍,從而使該經上的腧穴治療範圍擴大。

《靈樞》經脈篇所述之別為:手太陰之別名曰列缺,手少陰之別名曰通里,手心主之別名曰內關,手太陽之別名曰支正,手陽明之別名曰偏歷,手少陽之別名曰外關,足太陽之別名曰飛陽,足少陽之別名曰光明,足陽明之別名曰豐隆,足太陰之別名曰公孫,足少陰之別名曰大鐘,足厥陰之別名曰蠡溝,任脈之別名曰尾翳,督脈之別名曰長強,脾之大絡名曰大包。以上 15 個穴稱十五絡穴,是十五絡從十二經及任督二脈上發出的起始點。

十五絡可用於刺絡泄血,而十五絡穴已在上卷經穴主病歌的釋文中敘述。六律,六律六呂之省稱。律呂共 12 種。古人截取由長到短 12 根竹筒,內盛灰,埋地下,觀察何時某筒灰吹起以定時令。後以之作為音律的高低標準。

律呂由低到高為:黃鍾、大呂、太簇、夾鍾、姑洗、仲呂、蕤賓、林鍾、夷則、南呂、無射(ㄧˋ)、應鍾。十二辰,十二地支的通稱,從子到亥為十二辰。另一解為月朔,日月交會,一年十二次。十二節,二十四節氣中有節有氣。五日為一候,三候為一氣,每月有兩氣。月初稱節,月中稱氣。

二十四節氣中立春、驚蟄、清明、立夏、芒種、小暑、立秋、白露、寒露、立冬、大雪、小寒在月初,稱十二節。十二經水,指古時十二條河流,水名分別為清、渭、海、湖、汝、澠、淮、漯、江(即長江)、河(即黃河)、濟、漳。

十二時,古時一晝夜時辰數。公曆一晝夜為二十四時,

二時為古一時，現在時故稱小時。但據考證一晝夜十二時是西漢漢武帝太初年，即公元前 104 年改曆法定晝夜為十二時。此前一晝夜為十時。可見這段經文成文於太初改曆之後。也左證《黃帝內經》始於戰國，書成於西漢的說法。

【原文】

足太陽之正，別入於膕中。其一道下尻五寸，別入於肛，屬於膀胱，散之腎，循膂，當心入散。直者，從膂上出於項，復屬於太陽，此為一經也。足少陰之正，至膕中，別走太陽而合，上至腎，當十四椎出屬帶脈。直者，繫舌本，復出於項，合於太陽，此為一合。成以諸陰之別皆為正也。

足少陽之正，繞髀，入毛際，合於厥陰。別者入季脅之間，循胸裡，屬膽，散之，上肝，貫心，以上挾咽，出頤頷中，散於面，繫目系，合少陽於外眥也。足厥陰之正，別跗上，上至毛際，合於少陽，與別俱行，此為二合也。

足陽明之正，上至髀，入於腹裡，屬胃，散之脾，上通於心，上循咽，出於口，上頞頔，還繫目系，合於陽明也。足太陰之正，上至髀，合於陽明，與別俱行，上結於咽，貫舌中，此為三合也。

手太陽之正，指地，別於肩解，入腋，走心，繫小腸也。手少陰之正，別入於淵腋兩筋之間，屬於心，上走喉嚨，出於面，合目內眥，此為四合也。

手少陽之正，指天，別於巔，入缺盆，下走三焦，散於胸中也。手心主之正，別下淵腋三寸，入胸中，別屬三焦，出循喉嚨，出耳後，合少陽完骨之下，此為五合也。

手陽明之正，從手循膺乳，別於肩髃，入柱骨，下走大腸，屬於肺，上循喉嚨，出缺盆，合於陽明也。手太陰之正，別入淵腋少陰之前，入走肺，散之太陽，上出缺盆，循喉嚨，復合陽明，此六合也。

【譯文】

　　足太陽膀胱經之正，即另外走行的正經，從膝膕窩離開本經主幹，其中一條在尻下 5 寸的承扶穴別出，入於肛門，向腹內屬絡於膀胱，散絡於腎，沿脊背，在與心相對的位置入散於心。其直行者從脊背向上走行達於後頸部，再合於該經的主幹，成為一條經脈。足少陰腎經經外走行的正經，達到膕窩處從主幹上別出，而合於足太陽膀胱經與之共同走行，向上達於腎，在第十四椎處向腹壁走行與帶脈相合。其一條直行的，向上聯於舌根，再向後頸部走行，與足太陽膀胱經相合。這是十二經中相表裡臟腑經脈通過別出的正經臟腑相合，這是第一合。凡是陰經主幹外稱之為別的，均是該經的正經，無非另外走行而已。

　　足少陽膽經從主幹上別出的正經繞髀部，進入陰毛叢生的陰阜，合於足厥陰經。另外一條別行的經脈在季脅部向內沿胸壁內側達於膽腑，散絡於膽上，再上於肝，上膈貫於心，從心向上到咽部，再出到面頰，下頷部，散絡於面部，聯於目系，在外眥匯合足少陽膽經主幹。足厥陰肝經在足背上從該經主幹上別出的正經，上達於陰毛處，合於足少陽膽經，並與足少陽膽經別出的正經共同走行。這是十二經中互為表裡的臟腑之經的第二個相合。

　　足陽明胃經從主幹上別出的正經達到髖關節，向腹內走行，達於本腑，再散絡於脾，向上通達於心，再向上沿咽部，出於口唇，上鼻梁，達面頰，纏結目系，合於足陽明胃經主幹。足太陰脾經別行的正經上達髖關節時合於足陽明胃經，與該經別行的正經一起走行，上結咽部，貫達於舌中。這是十二經臟腑相表裡經脈的第三個相合。

　　手太陽小腸別行的正經由上向下行走，從背部肩關節別出之後入腋部，聯於心，而進入本經所屬的小腸。手少陰心經離開主幹別行的正經，從腋內極泉向下走到足少陽膽經淵腋

穴，進入胸內，屬絡於心，向上達到喉嚨，出到顏面，合到目內眥。這是十二經中臟腑互為表裡兩經通過別出正經的第四組相合。

手少陽三焦離開主幹另外走行的正經，在身體最高處指天的巔頂分別而出，進入缺盆，入胸腹，聯絡於上中下三焦，達於該經的本腑，散絡於胸中。手厥陰心包絡別行的正經在淵腋穴下 3 寸處進入胸中，也歷絡於上中下三焦，再轉向上沿喉嚨，上出耳後，在完骨之下與手少陽三焦經相合。這是十二經中互為表裡的臟腑之經第五組相合。

手陽明大腸別行之正經從手上行至胸、乳部，再向上到達肩髃穴，從那裡達於脊柱骨，轉向下抵於本腑大腸，轉而向上屬絡於肺，再向上沿喉嚨，出於缺盆，匯合於陽明經的主幹。手太陰肺別行之正經在淵腋穴處走行於手少陰心經別行的正經之前，轉入胸內達於本臟肺，散於心，向上出缺盆，沿喉嚨與手陽明大腸經相合。這是十二經中相表裡臟腑經脈通過別行正經相合的第六組。

【注】

第六組相合「手太陰之正……入走肺，散之太陽」，《靈樞經白話解》經文為「入走肺，散之大陽（腸）」，語譯為：「入走肺臟，散行至於大腸。」商務印書館 1955 年 4 月校訂重印《靈樞經》，人民衛生出版社 1959 年版《古今圖書集成醫部全錄，醫經註釋·黃帝靈樞經》經文均為「散之太陽」。張志聰註：「入走肺，當心處，散之太陽。」《靈樞經·九針十二原》經文：「陽中之太陽心也。」即心有太陽之稱。筆者直譯為「散於心」，應是妥當的，並非臆斷。

【原文】

黃帝問於岐伯曰：余聞刺法於夫子，夫子之所言不離於營衛血氣。夫十二經脈者，內屬於府藏，外絡於肢節，夫子乃合之於四海乎。

岐伯答曰：人亦有四海十二經水，經水者皆注於海，海有東西南北，命曰四海。

黃帝曰：以人應之奈何。

岐伯曰：人有髓海，有血海，有氣海，有水谷之海，凡此四者以應四海也。

黃帝曰：遠乎哉夫子之合人天地四海也，願聞應之奈何。

岐伯答曰：必先明知陰陽表裡滎輸所在四海定矣。

黃帝曰：定之奈何。

岐伯曰：胃者水谷之海，其輸上在氣街，下至三里。衝脈者，為十二經之海，其輸上在於大杼，下出於巨虛之上下廉。膻中者，為氣之海，其輸上在於柱骨之上下，前在於人迎。腦為髓之海，其輸上在於其蓋，下在風府。

黃帝曰：凡此四海者何利何害，何生何敗。

岐伯曰：得順者生，得逆者敗，知調者利，不知調者害。

黃帝曰：四海之逆順奈何。

岐伯曰：氣海有餘者氣滿胸中悗息面赤，氣海不足則氣少不足以言。血海有餘則常想其身大，怫然不知其所病，血海不足亦常想其身小，狹然不知其所病。水谷之海有餘則腹滿，水谷之海不足則飢不受谷食。髓海有餘則輕勁多力，自過其度，髓海不足則腦轉耳鳴，脛酸眩冒目無所見，懈怠安臥。

黃帝曰：余已聞逆順，調之奈何。

岐伯曰：審守其輸而調其虛實，無犯其害，順者得復，逆者必敗。

黃帝曰：善。

【譯文】

黃帝向天師岐伯發問說：我已經聆聽了針刺法則，您所講總離不開營衛氣血，說到人有十二經脈，內出於臟腑，外絡於四肢百骸，這些事情能否與天下四海相聯繫嗎？

岐伯回答說：人確實也有四海、十二經水。十二經與天下十二水相應。水流終入海，海有東西南北四海。人有腦髓、氣、血、水穀四海。

黃帝說：這個事情很高遠，如何能聯繫得更具體呢？

岐伯回答說：先清晰瞭解陰陽表裡以及十二經井滎輸經合具體位置，人之四海就明確了。

黃帝說：我想瞭解人之四海具體情況。

岐伯說：胃是水穀之海，它的重要腧穴在上的是氣衝穴，在下的是足三里穴。衝脈為十二經之海，它的重要腧穴在上的為大杼，在下的是巨虛上廉、下廉。膻中為氣之海，其重要腧穴上為大椎、啞門，前為人迎。腦為髓之海，其重要腧穴上為百會，下為風府。

黃帝說：人體這四海太重要了，什麼情況對其有利，什麼情況對其有害，怎樣有利它而維持生命，什麼情況會使它衰敗。

岐伯說：明白養生之道注意調養對它有利，不知養生之道不注意調養對它有害，順其生理則生而長壽，逆其生理則敗而夭亡。

黃帝問：四海逆順都有什麼表現。

岐伯說：氣海氣逆不順則胸中煩悶喘促，顏面發赤；氣海不足則元氣衰減，體弱乏力，語聲低微。血海有餘則身體臃

腫，怫鬱不舒，莫名所苦；血海不足則身體瘦弱，胸悶不快，難以名狀。水穀之海氣機不順則脘腹脹滿；水穀之海不足則飢不欲食，食而不化。髓海充足則身體輕健，臂力過人；髓海不足則眩暈耳鳴，兩腿痠軟，視物昏花，乏力嗜臥。

黃帝說：四海順逆症狀我聽到了，怎麼樣調治呢？

岐伯說：根據其虛實，利用其腧穴，虛者補之，實者瀉之，不要犯了虛虛實實的錯誤，氣機通順了身體就恢復了。如果犯了虛虛實實的錯誤致使氣機逆亂，其結果必然造成身體衰敗。

黃帝說：解釋得太好了。

第七篇 《靈樞》營氣

【原文】

黃帝曰：營氣之道，內谷為寶，谷入於胃，乃傳之肺，流溢於中，布散於外。精專者，行於經隧，常營無已，終而復始，是謂天地之紀。故氣從太陰出，注手陽明。上行注足陽明，下行至跗上，注大指間，與太陰合。上行抵髀，從脾注心中。循手少陰，出腋，下臂，注小指，合手太陽。上行乘腋，出䪼內，注目內眥，上巔，下項，合足太陽。循脊，下尻，下行注小指之端，循足心，注足少陰。上行注腎，從腎注心，外散於胸中。循心主脈，出腋，下臂，出兩筋之間，入掌中，出中指之端，還注小指次指之端，合手少陽。上行注膻中，散於三焦，從三焦注膽，出脅，注足少陽。下行至跗上，復從跗注大指間，合足厥陰。上行至肝，從肝上注肺。上循喉嚨，入頏顙之竅，究於畜門。

其支別者，上額，循巔，下項中，循脊，入骶，是督脈也。絡陰器，上過毛中，入臍中，上循腹裡，入缺盆，下注肺中，復出太陰。此營氣之所行也，逆順之常也。

【譯文】

黃帝說：營氣充沛，運行暢通，最重要的是攝入足夠飲食。飲食入於胃，消化後精微傳於肺，充盈體內，散佈體表。經文穀入於胃之胃字，不應理解為足陽明胃經之胃，而應概括理解為脾胃消化系統之意。

營氣是更加精微靈動的物質，走行於經絡之中，正常運行而不停頓，按順序各經循行周遍後，繼續運行，週而復始，循環無端。這同天體運行的情況是一致的。

所以營氣從手太陰運行而出，注入手陽明經，再上行注

入足陽明經，再下行達足背，注入足大趾間，合於足太陰。上行達於髖關節，從脾臟注入心中。

沿手少陰經出到腋窩，下前臂，注於小指，合到手太陽經。上行達於腋部，上出顴骨，注於大眼角內，上巔頂，達於後頸部合於足太陽經。沿脊柱下尾閭部再向下注於小趾端，沿足心注於足少陰經。上行注於腎內，從腎貫注心，散佈胸中。再沿手厥陰心包經出到胸壁的腋部，下臂上，出於肘關節兩筋之間進入手掌，出到中指尖端，反過來再注到無名指尖端，合於手少陽經。

從那裡上行注入膻中，散佈於上中下三焦。從三焦注於膽腑。出到脅部注於足少陽經（據《靈樞》卷三經脈篇：「膽足少陽之脈……其支者別銳眥下大迎合於手少陽」，說明手、足少陽經在足陽明胃經大迎穴已會合而行，非止出脅部才兩經相合）。

足少陽膽經繼續下行到足背，注入大趾間合於足厥陰經。上行抵於肝臟，從肝注於肺。從肺再向上沿喉嚨，進入口腔內上顎與鼻相通的孔竅，達於外鼻孔。

另有一支分別而出的經脈向上抵於額部，沿巔頂，下到後頸部，沿脊柱，抵達脊柱末端。這條別出的經脈是督脈。又從督脈轉注任脈，繞絡陰器，上過陰阜的陰毛處，上達於臍，再沿腹壁內側上入缺盆，從那裡營氣下注肺中，又出於手太陰經，繼續上面路徑循環。這就是精專靈動的營氣在十四經中循環的順序。

人一息尚存，經氣循行就生生不息。這與日月星辰東昇西落、健行不息是契合的。

營氣周流圖

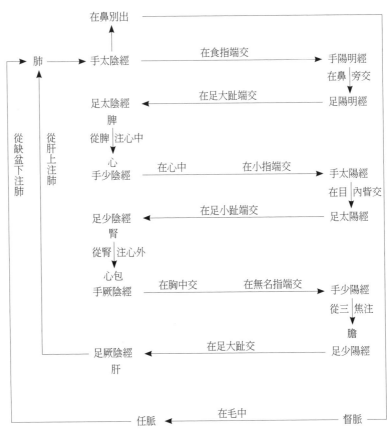

● 第八篇 《靈樞》五十營

黃帝曰：余願聞五十營奈何。

岐伯答曰：天周二十八宿，宿三十六分。人氣行一周，千八分，日行二十八宿。人經脈上下左右前後二十八脈，周身十六丈二尺，以應二十八宿，漏水下百刻以分晝夜。故人一呼，脈再動，氣行三寸，一吸脈亦再動，氣行三寸。呼吸定息，氣行六寸，十息氣行六尺，日行二分，二百七十息，氣行十六丈二尺。氣行交通於中一周於身，下水二刻。日行二十五分，五百四十息，氣行再周於身，下水四刻，日行四十分。二千七百息，氣行十周於身，下水二十刻，日行五宿二十分。一萬三千五百息，氣行五十營於身，水下百刻，日行二十八宿，漏水皆盡，脈終矣。所謂交通者，並行一數也。故五十營備，得盡天地之壽矣，凡行八百一十丈也。

【注】

經文按遞增法計算一晝夜日行 28 宿，每宿 36 分，共行 1008 分，漏下 100 刻，營行 810 丈，繞身 50 周。經文一呼脈再動，一吸脈亦再動，呼吸定息脈四動，與現代人體生理一致。按現代生理每分鐘呼吸 16 至 20 次計平均一晝夜呼吸 25920 次，約 26000 次。而經文為 13500。按此每分鐘呼吸僅 9 次，心跳為 36 次。

人類由單細胞進化而來，漫長的進化過程是在地球繞日運動環境下進行的，人的生命節奏毫無疑問會印有日月運行節奏，人與天地相應是毋庸置疑的。

天體運動可見可測，人的生命活動多不可見。知天易，知人難。直至今日醫學對人體所知遠遜於天文學對天體所知。

本文是古人用天體知識測度人體的方式。

　　筆者認為不必拘泥數字，領悟人與天地相應的本質為上，並應推而廣之思考，或可有所創見。人經脈上下、左右、前後二十八脈是左右十二經、任督二脈，馬蒔解為再加陰蹻、陽蹻，《黃帝內經白話解》也說再加左右蹻脈。但左右蹻脈共4條，與數不合，而衝任督帶四脈聯稱，既有任督，又有衝帶，正合二十八脈之數，似更順理，不知所言當否。

● 第九篇 《靈樞》營衛生會

【原文】

　　黃帝問於岐伯曰：人焉受氣，陰陽焉會，何氣為營何氣為衛，營安從生衛於焉會，老壯不同氣，陰陽異位，願聞其會。

　　岐伯答曰：人受氣於谷，谷入於胃，以傳與肺，五藏六府皆以受氣，其清者為營，濁者為衛。營在脈中衛在脈外，營周不休，五十而復大會。陰陽相貫，如環無端。衛氣行於陰二十五度，行於陽二十五度，分為晝夜。故氣至陽而起，至陰而止。故曰：日中而陽隴為重陽，夜半而陰隴為重陰。故太陰主內，太陽主外，各行二十五度，分為晝夜。夜半為陰隴，夜半後而為陰衰，平旦陰盡而陽受氣矣。日中而陽隴，日西而陽衰，日入陽盡而陰受氣矣。夜半而大會，萬民皆臥，命曰合陰。平旦陰盡而陽受氣，如是無已，與天地同紀。

　　黃帝曰：老人之不夜瞑者何氣使然，少壯之人不晝瞑者何氣使然。

　　岐伯答曰：壯者之氣血盛，其肌肉滑，氣道通，營衛之行不失其常，故晝精而夜瞑。老者之氣血衰，其肌肉枯，氣道澀，五藏之氣相搏，其營氣衰少而衛氣內伐故晝不精夜不瞑。

　　黃帝曰：願聞營衛之所行皆何道從來。

　　岐伯答曰：營出於中焦，衛出於下焦。

　　黃帝曰：願聞三焦之所出。

　　岐伯答曰：上焦出於胃上口，並咽以上，貫膈而布胸中，走腋，循太陰之分而行，還至陽明，上至舌，下足陽明。常與營俱行於陽二十五度，行於陰亦二十五度，一周也。故五十度而復大會於手太陰矣。

　　黃帝曰：人有熱，飲食下胃，其氣未定汗則出，或出於

面，或出於背，或出於身半，其不循衛氣之道而出，何也。

岐伯曰：此外傷於風內開腠理，毛蒸理泄，衛氣走之，固不得循其道，此氣慓悍滑疾，見開而出故不得從其道，故命曰漏泄。

黃帝曰：願聞中焦之所出。

岐伯答曰：中焦亦並胃中，出上焦之後，此所受氣者泌糟粕，蒸津液，化其精微上注於肺脈，乃化而為血，以奉生身莫貴於此，故獨得行於經隧，命曰營氣。

黃帝曰：夫血之與氣異名同類，何謂也。

岐伯答曰：營衛者，精氣也，血者神氣也。故血之與氣異名同類焉。故奪血者無汗，奪汗者無血。故人生有兩死而無兩生。

黃帝曰：願聞下焦之所出。

岐伯答曰：下焦者別迴腸，注於膀胱，而滲入焉。故水穀者常並居於胃中，成糟粕而俱下於大腸而成下焦。滲而俱下，濟泌別汁，循下焦而滲入膀胱焉。

黃帝曰：人飲酒，酒亦入胃，穀未熟而小便獨先下何也。

岐伯答曰：酒者熟穀之液也，其氣悍以清，故後穀而入先穀而液出焉。

黃帝曰：善。余聞上焦如霧，中焦如漚，下焦如瀆，此之謂也。

【譯文】

黃帝向岐伯發問說：人怎樣獲得精氣，陰陽怎樣會合，什麼樣精氣稱為營，什麼樣精氣稱為衛，營氣是怎樣產生的，衛氣怎樣與它會合，老年與壯年氣脈不相同了，陰陽經脈位置不同，我想瞭解兩者之間相會合的情況。

岐伯回答說：人的精氣來源於飲食水穀。飲食入胃，經消化產生精氣，該精微之氣上傳到肺，肺如華蓋，將精氣敷布

到五臟六腑，五臟六腑都得到精氣的滋養。清淨者稱營氣，渾濁者為衛氣，營走行於經脈之中，衛則運行於經脈之外。營運周流不息，每晝夜營運五十周身，營衛相會一次，並不停頓，行於陰經、行於陽經，聯貫運行，如環無端。為了敘述方便會說它起於何處止於何處，而營衛運行毫不止息是找不到起止之處的。營氣運行狀況已在前文《營氣》篇中詳述。衛氣運行與營氣不同，晝行於陽經，夜行於陰經，晝夜各行二十五度。古人晝興夜寢，平旦衛氣達於足太陽膀胱經，氣至於目，則睜目清醒起而勞作，日入衛氣入於手太陰，勞作止而夜息。所以說太陰主內，太陽主外。晝為陽夜為陰，日中陽氣隆盛，稱為重陽，日西而陽衰，日入而陽盡，陽盡則陰受氣，衛氣轉行陰經。夜半陰氣隆盛，稱為重陰，夜半後陰衰，平旦陰盡而陽受氣，衛氣轉行陽經。衛氣晝行陽經二十五度，夜行陰經二十五度，夜半營衛之行相交會，萬民都在熟睡，稱為合陰。營衛循環不已，與天地運行節奏一致。

至於老年人夜間難以入睡，青壯年白天不需要睡覺的道理，岐伯解釋說：青壯年氣血旺盛，肌肉滑利，氣道暢通，營衛運行正常，所以白天精明夜間安睡。而人到老年氣血已衰，肌肉乾枯，氣道艱澀，五臟之氣不順，營氣衰少，衛氣也向內爭奪營養，所以白天不精明，夜間又難入睡。

黃帝說：營衛運行我知道了，那麼營衛之氣是從哪裡產生的呢？

岐伯回答說：營出於中焦，衛出於下焦。經文衛出下焦歷代醫家多有質疑，認為下乃上字之誤，筆者贊成此說。

古文上為二，上短下長，下為二，上長下短，極易誤寫，所以衛出於上焦為是。下段經文三焦之所出，所述上焦所出者就是衛氣。

黃帝說：我想聽聽上中下三焦都生成什麼。

岐伯回答說：上焦生成之氣出於胃上口，沿咽向上，然後向下，穿過膈肌，散佈胸中，向體表走行達於腋下，沿手太

陰經，轉入與手太陰肺經相表裡的手陽明大腸經，上到舌，再下轉足陽明胃經從而與運行於經隧內的營氣在經隧外與之俱行。白晝行於陽經二十五度，夜間行於陰經二十五度。這種運行法與運行於經隧內營氣循行不同。營氣循行在營氣篇已詳述。經隧內外二氣運行五十周大會於手太陰肺經。

此段經文所敘出於胃上口，終與營行會於手太陰者正是衛氣。經文佐證衛出上焦。

黃帝說：人發燒，進食時間很短，顯然食物還沒有被吸收，汗卻出來了，或出於面，或出於背，或出於上半身，這並沒有按衛氣運行的正常途徑而汗出，是什麼原因引起的。

岐伯說：這是外傷於風邪，造成表衛不固，腠理開張，衛氣散亂，不循常道。而衛氣特點是慓悍滑疾，見開便出。所以稱這種汗出為漏泄。

黃帝說：以上所說是衛氣出於上焦的情況，我還想聽聽中焦產生什麼。

岐伯回答說：中焦在上焦下面，相當於胃所在的位置，腸胃在中焦，分別糟粕，蒸騰津液，上注於肺脈，化生血液，供養全身。對於維持生命活動沒有比血更珍貴的物質。血與營本為一物，營為其氣，血為其質。也就是說血是有形物質，營是無形功能。

黃帝問：血與氣名稱不同實為一物，為什麼這樣說。

岐伯回答說：營衛確實重要，稱之為精氣，但它是血的功能表現，沒有血就談不上營衛，所以血是神氣。血枯則無汗，汗竭則證實血已竭，血與營衛就是這種關係。同樣是血產生的功能，陰陽屬性有別，營行脈中為陰，衛行脈外為陽。陽氣竭人必死，陰氣竭人亦死，人死不能復生，故俗語說人有兩死而無兩生。

黃帝說：我想聽聽下焦產生什麼。

岐伯回答說：迴腸以下就是下焦，大腸、膀胱都在下焦。人飲食攝入水穀均入於胃。經脾胃腐熟，衛氣從上焦而

出，營血從中焦而出。精微化生供養全身後，剩餘的水與糟粕則轉入下焦。在大腸中泌別水與糟粕，水入膀胱排出體外為尿，糟粕排出體外為便。便尿由下焦而出。

黃帝說：人喝酒，酒在飲食後到胃，未等飲食消化而尿先下，這是為什麼？

岐伯答道：酒是蒸熟的穀物化生的津液，質清輕而性悍烈，所以雖然在穀食之後入胃，卻先於穀食而出。

黃帝說闡述得太好了。我聽說上焦如霧露，中焦如腐漚，下焦如溝瀆，就是這個意思吧。

○ 第十篇　《靈樞》衛氣行

【原文】

黃帝問於岐伯曰：願聞衛氣之行，出入之合何如。

伯高曰：歲有十二月，日有十二辰，子午為經卯酉為緯。天周二十八宿，而一面七星，四七二十八星。房昴為緯，虛張為經。是故房至畢為陽，昴至心為陰。陽主晝陰主夜。故衛氣之行一日一夜五十周於身，晝日行於陽二十五周，夜行於陰二十五周，周於五藏。是故平旦陰盡陽氣出於目，目張則氣上行於頭，循項下足太陽，循背下至小指之端。其散者別於目銳眥，下手太陽，下至手小指之間外側。其散者，別於目銳眥下足少陽注小指次指之間。以上循手少陽之外側，下至小指之間。別者以上至耳前，合於頷脈注足陽明以下行至跗上入五指之間。其散者從耳下下手陽明，入大指之間入掌中。其至於足也入足心，出內踝下，行陰分，復合於目，故為一周。

【譯文】

黃帝對岐伯說：我想聽聽衛氣怎樣走行的，從哪裡出，在哪裡入。

伯高回答說：一年有 12 個月，每天有 12 個時辰。從子到午連線為經線，從卯到酉連線為緯線。周天有二十八處星宿，這 28 個星宿繞天一周，相距大致均等，好像日月運行休憩之所，故稱為宿。

東方七宿角、亢、氐、房、心、尾、箕，形似青龍；北方七宿斗、牛、女、虛、危、室、壁，七宿在天空形成的圖案似龜身蛇首的玄武；西方七宿奎、婁、胃、昴、畢、觜、參，在天空形成似白虎的圖案；南方七宿井、鬼、柳、星、張、翼、軫，構成一隻火紅鳳鳥圖案。

由房宿運行到畢宿屬陽，由昴宿至心宿屬陰。陽為白晝，陰為夜晚。衛氣一日一夜在身體運行 50 周。白天行於陽經 25 周，夜晚行於五臟 25 周。平旦行陰結束，衛氣出於足太陽經目內眥，人則清醒目張，衛氣上行於頭，再轉向下抵後頸部，沿足太陽經，經背部下到足小趾之端。

它一條散行路線從目銳眥別出，下到手太陽小腸經，下到手小指外側。另一條散行路線也是從目銳眥別出，下到足少陽膽經下至足無名趾之端。從該處向上沿手少陽經至達手無名指之端。此段經文有錯簡、漏簡，不按字直譯。

另一支別行路線上到耳前，合於面部承泣與頰車之間的頷脈注入足陽明胃經，下行到足背，抵於二趾厲兌穴。另一散行路線從耳下入手陽明大腸經，入食指端，再入掌中。再由抵足陽明胃經路線轉入足心，經足少陰腎經出內踝，重新由目內眥轉出於足太陽膀胱經。重複以上路線。運行手足太陽、手足少陽、手足陽明六陽經後，經足少陰腎經轉回六陽經，這是陽經一周的路徑。白晝行 25 周。

【原文】

是故日行一舍，人氣行一周與十分身之八；日行二舍，人氣行三周於身與十分身之六；日行三舍人氣行於身五周與十分身之四；日行四舍人氣行於身七周與十分身之二；日行五舍人氣行於身九周；日行六舍人氣行於身十周與十分身之八；日行七舍人氣行於身十二周在身與十分身之六；日行十四舍人氣二十五周於身有奇分與十分身之二。陽盡於陰，陰受氣矣，其始入於陰，當從足少陰注於腎，腎注於心，心注於肺，肺注於肝，肝注於脾，脾復注於腎為周。是故夜行一舍人氣行於陰藏一周與十分藏之八，亦如陽行之二十五周而復合於目。陰陽一日一夜合有奇分十分身之四，與十分藏之二。是故人之所以臥起之時有早晏者，奇分不盡故也。

【釋文】

這段經文是把日行於二十八宿與衛氣行於人身相對應。日行一舍，即由此至彼相鄰兩宿間的距離。衛氣在人身行一周與十分身之八，所謂一周即由陽氣出於目，目張，氣上行於頭，行手足太陽、手足少陽、手足陽明三陽盡，轉入足少陰重出於目，此為一周。所謂十分身之八，即未滿一周，僅為一周的 8/10。當時衛氣尚在手足陽明，距轉入足少陰尚有身之二，即身 2/10 的距離。衛氣晝行於陽一周所行之經已如上述。陽盡入陰開始時是從足少陰注於腎，腎注於心，心注於肺，肺注於肝，肝注於脾，脾復注於腎為一周。衛氣晝夜之行并然有序。日行 28 宿一周天，衛氣行 50 周於周身。以一周又十分身之八這個用 28 除 50 周身所得之數迭加，足可以測知晝夜任何時刻衛氣所在某經某臟位置。這就為謹候氣之所在而刺之提供了衛氣行的憑據。

但是用一周與十分身之八迭加測知衛氣所在必須知道衛氣開始運行之點才能辦到。這一點在哪裡？這一點是哪個時間點？

《營衛生會》篇對衛氣行的初始點說得很明確：故太陰主內太陽主外，各行二十五度分為晝夜。夜半為陰隴，夜半後為陰衰，平旦陰盡而陽受氣矣。日中而陽隴，日入陽盡而陰受氣矣。夜半而大會，萬民皆臥命曰合陰。平旦陰盡而陽受氣，如是無已。平旦就是衛氣出於目，目張，上行於頭，行手足太陽、手足少陽、手足陽明，再由足少陰轉出於目為一周的初始點。由平旦以一周與身之八迭加就會測知晝夜間任何時候衛氣所在之點。衛氣行為何始於平旦？一晝夜終於子而始於子。子時理應為滴漏測時的初刻之時，是一天之始。但此時陰氣隆盛，萬民皆臥。平旦才是夜與日交替之際，是白晝的開始，是衛氣出於目之時。按現代計時平旦是凌晨三點鐘，按古代計時是寅時初刻。

黃帝曰：衛氣之在於身也上下往來不以期，候氣而刺之奈何。

伯高曰：分有多少，日有長短，春秋冬夏各有分理，然後常以平旦為紀，以夜盡為始。是故一日一夜水下百刻，二十五刻者半日之度也，常如是毋已。日入而止，隨日之長短各以為紀而刺之，謹候其時病可與期，失時反候者百病不治。故曰刺實者刺其來也，刺虛者刺其去也。此言氣存亡之時以候虛實而刺之。是故謹候氣之所在而刺之是謂逢時。在於三陽必候其氣在於陽而刺之，病在於三陰必候其氣在陰分而刺之。

水下一刻人氣在太陽，水下二刻人氣在少陽，水下三刻人氣在陽明，水下四刻人氣在陰分。水下五刻人氣在太陽，水下六刻人氣在少陽，水下七刻人氣在陽明，水下八刻人氣在陰分。水下九刻人氣在太陽，水下十刻人氣在少陽，水下十一刻人氣在陽明，水下十二刻人氣在陰分。水下十三刻人氣在太陽，水下十四刻人氣在少陽，水下十五刻人氣在陽明，水下十六刻人氣在陰分。水下十七刻人氣在太陽，水下十八刻人氣在少陽，水下十九刻人氣在陽明，水下二十刻人氣在陰分。水下二十一刻人氣在太陽，水下二十二刻人氣在少陽，水下二十三刻人氣在陽明，水下二十四刻人氣在陰分。水下二十五刻人氣在太陽，此半日之度也。從房至畢一十四舍，水下五十刻日行半度。回行一舍水下三刻與七分刻之四。大要曰常以日之加於宿上也，人氣在太陽。是故日行一舍人氣行三陽行與陰分，常如是無已。天與地同紀，紛紛盼盼，終而復始，一日一夜水下百刻而盡矣。

【釋義】

本段經文是將日行 28 宿、衛氣行身 50 周、滴漏計時水下百刻相對應，以便針刺時依時測知衛行在陽在陰，所行何經

何臟,達到謹候其時,逢時而刺,不致失時反候。

衛氣每行一周,行於陽的順序是先手足太陽,中手足少陽,後手足陽明,末經足少陰入目;行於陰的順序是腎、心、肺、肝、脾。夜行五臟一周與晝行六陽經一周的行身尺寸與歷時一致。據日行何宿,滴漏水下刻數,計算衛行周數及餘數推斷衛氣已在何經何臟。

日行 28 宿,衛行於身 50 周,水下百刻,則知衛行一周,百刻之漏水下 2 刻。水下每刻折合現代時鐘 14.4 分,即 14 分 24 秒。水下 2 刻則為 28 分 48 秒。也就是說每 28 分 48 秒,衛氣行身一周。從平旦的凌晨 3 點零分起將 28 分 48 秒迭加,可測出衛氣所行位置,逢時而刺,就可收到良好效果。

春夏秋冬晝夜長短有別,據時測衛應予增減。

【注】

經文末「常如是無已。天與地同紀,紛紛盼盼,終而復始」盼(ㄅㄚ),整齊之意。文意為衛氣之行與天地之行一致,雖然複雜,其實井然有序。

○ 第十一篇 《靈樞》根結

【原文】

岐伯曰：天地相感寒暖相移，陰陽之道孰少孰多。陰道偶陽道奇，發於春夏陰氣少陽氣多，陰陽不調何補何寫；發於秋冬陽氣少陰氣多，陰氣盛而陽氣衰，故莖葉枯槁濕雨下歸，陰陽相移，何寫何補。

奇邪離經不可勝數，不知根結五藏六府折關敗樞，開闔而走，陰陽大失，不可復取。九針之玄要在終始，故能知終始一言而畢，不知終始針道咸絕。

太陽根於至陰，結於命門，命門者目也。陽明根於厲兌，結於顙大，顙大者鉗耳也。少陽根於竅陰，結於窗籠，窗籠者耳中也。太陽為開，陽明為闔，少陽為樞。故開折則內節瀆而暴病起矣。故暴病者取之太陽，視有餘不足。

瀆者皮肉宛膲而弱也。闔折則氣無所止息而痿疾起矣。故痿疾者取之陽明，視有餘不足。無所止息者，真氣稽留邪氣居之也。樞折即骨繇而不安於地，故骨繇者取之少陽，視有餘不足。骨繇者節緩而不收也。所謂骨繇者，搖故也，當窮其本也。

太陰根於隱白，結於大倉；少陰根於湧泉，結於廉泉；厥陰根於大敦，結於玉英，絡於膻中。大陰為開，厥陰為闔，少陰為樞。故開折則倉廩無所輸，膈洞。膈洞者取之太陰，視有餘不足。故開折者氣不足而生病也。闔折即氣絕而喜悲，悲者取之厥陰，視有餘不足。樞折則脈有所結而不通。不通者取之少陰，視有餘不足。

有結者皆取之不足。足太陽根於至陰，溜於京骨，注於崑崙，入於天柱飛揚也。足少陽根於竅陰，溜於丘墟，注於陽輔，入於天容光明也。足陽明根於厲兌，溜於衝陽，注於下

陵，入於人迎豐隆也。手太陽根於少澤，溜於陽谷，注於少海，入於天窗支正也。手少陽根於關衝，溜於陽池，注於支溝，入於天牖外關也。手陽明根於商陽，溜於合谷，注於陽谿，入於扶突偏歷也。此所謂十二經者盛絡皆當取之。

【釋文】

本篇在九針十二原的基礎上再次強調井、滎、輸、原、經、合之類重要穴位在針刺治療中的作用。提出根、結、溜、注、入的概念。

根穴為經氣如泉水般湧出之處，均是井穴。結穴則是本經與他經結合之穴，經氣結聚旺盛超過他穴。足太陽結穴命門，即睛明穴，與手少陰心經相結；足少陽經結窗籠，即聽宮穴，與手太陽結；足太陰結穴太倉，即中脘穴，與任脈相結；足厥陰結穴玉英，即玉堂穴，與任脈相結；足少陰經結穴廉泉，與任脈相結。

只有足陽明胃經結穴頭維無明確相結之經。但足陽明胃經起於鼻之交頞中，旁納太陽之脈。足太陽膀胱經其支者從巔至耳上角。足少陽膽經起於目銳眥上抵頭角。三經經脈在頭維穴周圍結聚。至於溜、注，手太陽小腸經為經穴、合穴，其餘各經均為原穴、經穴。入穴則為頸項部之穴與肘、膝以下之絡穴，為十五絡中之穴。

【注】

離，蒞也，到、來之義。太陽之結命門即睛明穴。陽明之結頞大即頭維穴，因鉗束於耳又稱鉗耳。少陽之結窗籠即聽宮穴。宛膲，宛通鬱，膲音焦，肌肉瘦削。繇同搖。闔折即氣絕而喜悲，所述為足厥陰肝經。肝屬木，喜調達，在志為怒。如果肝鬱不舒，氣機受阻，理應為怒。如因虛受阻，虛而不通，金來乘之。金為肺，其志為悲，肝虛金乘故喜悲。取厥陰者，補肝氣，轉虛為實，金無所乘而病癒。

所謂十二經者，盛絡皆當取之。十二經之絡脈實為靜脈，邪實氣盛皆可刺絡泄血以祛邪。大太二字古文通用，故文中交替出現。應知大即太也。

經文「足少陽根於竅陰……入於天容光明也」有誤。

①手太陽小腸經、手少陽三焦經、足少陽膽經三經均上頸項。手足少陽經在頸上交叉後相合下行，而手太陽小腸經則循頸上行，不與手足少陽相交，故足少陽經無由與手太陽共用本屬該經的天容穴。

②一穴多名，一名兩穴並無天容。

③馬蒔注此段經文直書「足少陽根於竅陰……入於天衝之在頭者，絡於光明之在足者」。據此經文「入於天容」應為「入於天衝」。

【原文】

一日一夜五十營，以營五藏之精，不應數者，名曰狂生。所謂五十營者五藏皆受氣。持其脈口數其至也，五十動而不一代者五藏皆受氣，四十動一代者一藏無氣，三十動一代者二藏無氣，二十動一代者三藏無氣，十動一代者四藏無氣，不滿十動一代者五藏無氣，予之短期。要在終始。

所謂五十動而不一代者以為常也。以知五藏之期予之短期者，乍數乍疏也。

黃帝曰：逆順五體者言人骨節之小大，肉之堅脆，皮之厚薄，血之清濁，氣之滑濇，脈之長短，血之多少，經絡之數，余已知之矣。此皆布衣匹夫之士也，夫王公大人血食之君，身體柔脆，肌肉軟弱，血氣慓悍滑利，其刺之徐疾淺深多少可得同之乎？

岐伯答曰：膏粱菽藿之味何可同也？氣滑即出疾，其氣濇則出遲。氣悍則針小而入淺，氣濇則針大而入深。深則欲留，淺則欲疾。以此觀之，刺布衣者深以留之，刺大人者微以徐之，此皆因氣慓悍滑利也。

黃帝曰：形氣之逆順奈何？

岐伯曰：形氣不足病氣有餘，是邪勝也，急寫之。形氣有餘病氣不足，急補之。形氣不足病氣不足，此陰陽氣俱不足也，不可刺之，刺之則重不足，重不足則陰陽俱竭，血氣皆盡，五藏空虛，筋骨髓枯，老者絕滅，壯者不復矣。形氣有餘病氣有餘，此謂陰陽俱有餘也，急寫其邪，調其虛實。故曰有餘者寫之，不足者補之，此之謂也。故曰刺不知逆順，真邪相搏，滿而補之則陰陽四溢，腸胃充郭，肝肺內䐜，陰陽相錯；虛而寫之則經脈空虛，血氣竭枯，腸胃懾辟，皮膚薄著，毛腠夭膲，予之死期。故曰用針之要在於知調陰與陽。調陰與陽精氣乃光，合形與氣使神內藏。故曰上工平氣，中工亂脈，下工絕氣危生。故曰下工不可不慎也。必審五藏變化之病，五脈之應，經絡之實虛，皮之柔粗而後取之也。

【譯文】

營行脈中衛生脈外，一日一夜繞身運行 50 周以將精氣送入五臟及周身。如果不能按正常規律運行就是氣機逆亂的狂生。營衛之行是否符合五十營的規律，能否使五臟都能受納精微之氣，從而各行其職，可以由診察寸口之脈予以查清。

脈動 50 次無一次停代，說明五臟都能正常受納水穀精微；脈動 40 次出現一次停代，是五臟有一臟氣機失常；三十動就有一次停代是有兩臟氣機失常；二十動就有一次停代是有三臟氣機失常；十動就有一次停代是有四臟氣機失常；不足十動就出現一次停代是五臟氣機均紊亂。

出現這種情況說明該人壽命已不長，其機制在終始篇已有論述。所說的脈動 50 次不出現脈搏停頓，那是正常脈象。用寸口脈象測知五臟情況，並以此判定疾病輕重，預測死期。如果脈呈忽快忽慢的異常情況離死亡就很近了。

黃帝說：5 種不同身體類型的人骨節大小、肌肉粗細、皮膚厚薄、血之清濁、氣之滑澀、脈象長短、血多血少、經絡狀

況我已經知道了，這都是普通百姓。王公貴族以肉食為主的人身體柔弱，肌肉無力，氣血運行流利，針刺時快慢深淺行針數量與普通人一致嗎？

岐伯回答說：肉食精糧與粗豆野蔬哪能一樣，飲食不同體質有別，針刺治療亦不相同。氣機滑利的速刺疾出，氣機滯澀的要留針晚出。氣行滑利的要小針淺刺，氣行澀滯針大深刺。深刺的要留針，淺刺的要快出。據此普通百姓身體結實，針刺時要深刺留針，王公貴族體弱性嬌，要用小針手法柔和。

黃帝說：我想瞭解外表形體與疾病的不同情況治療時怎麼處理。

岐伯說：外表看上去瘦弱，病邪卻旺盛，那就抓緊用瀉法祛邪。外表形體看上去魁梧，但病邪已造成正氣不足，那就得抓緊用補法扶助正氣。外表看上去已呈虛弱之象，疾病也已造成正氣內虛，這是陰陽都已不足的表現，此種情況不可以針刺。如針刺則加重其不足，加重不足則陰陽都乏竭，氣血兩傷，五臟空虛，筋骨、骨髓枯竭。如果是老人則必定死亡，如果原本體質盛壯也難以恢復。如果外表盛壯，邪氣也盛，這是正邪兩旺，那就抓緊祛邪同時補益正氣，要虛實兩顧。補不足、瀉有餘就是這個意思。

所以針刺不知順逆就會造成正邪逆亂。如果無虛可言而用補法會形成陰陽滿溢，胃腸阻塞，肝肺脹滿，陰陽不調。如果正氣已虛反用瀉法則經脈空虛，氣血乏竭，腸胃虛弱，皮膚枯槁，毛髮焦枯，已近死亡。

用針的關鍵在於懂得平調陰陽。陰陽調和精氣旺盛，形體氣機協調，神氣內藏。所以說高明的醫生能夠平調氣機。中等醫生雖不造成大差錯，也在持脈而診察臟腑虛實上難於清晰明辨。低劣的醫生則庸醫殺人。所以對那種醫生一定要加小心。

針刺治病必先審明五臟變化、五臟脈象的反應、經絡虛實、皮膚狀況，這些情況都觀察明白了才可以施針治療。

【注】

經文中手太陽根於少澤，溜於陽谷，注於少海。少海在今應為小海。少海本手少陰心經之穴。

但手少陰心經和手太陽小腸經相表裡，手少陰心經之少海在肘關節內，手太陽小腸經小海在肘關節外，兩穴相距約1寸，少、小意義相同。

明代徐鳳著《徐氏針灸圖經》中手太陽小腸經之圖，小海穴仍標註為少海穴。二穴一名，經文無誤。

但時至今日，少海為手少陰心經之穴，小海乃手太陽小腸經之穴，涇渭已別。

【原文】

黃帝問於岐伯曰：凡刺之法先必本於神，血、脈、營、氣、精、神，此五藏之所藏也，至其淫泆離藏則精失，魂魄飛揚，志意恍亂，智慮去身者，何因而然乎？天之罪與？人之過乎？何謂德、氣、生、精、神、魂、魄、心、意、志、思、智、慮，請問其故。

岐伯答曰：天之在我者德也，地之在我者氣也，德流氣薄而生者也。故生之來謂之精，兩精相摶謂之神，隨神往來者謂之魂，並精而出入者謂之魄，所以任物者謂之心，心有所憶謂之意，意之所存謂之志，因志而存變謂之思，因思而遠慕謂之慮，因慮而處物謂之智。故智者之養生也，必順四時而適寒暑，和喜怒而安居處，節陰陽而調剛柔。如是則僻邪不至長生久視。是故怵惕思慮者則傷神，神傷則恐懼，流淫而不止。因悲哀動中者竭絕而失生。喜樂者神憚散而不藏。愁憂者氣閉塞而不行。盛怒者迷惑而不治。恐懼者神蕩憚而不收。心怵惕思慮則傷神，神傷則恐懼自失，破䐃脫肉，毛悴色夭死於冬。脾愁憂而不解則傷意，意傷則悗亂，四支不舉，毛悴色夭死於春。肝悲哀動中則傷魂，魂傷則狂忘不精，不精則不正，當人陰縮而攣筋，兩脅骨不舉，毛悴色夭死於秋。肺喜樂無極則傷魄，魄傷則狂，狂者意不存人，皮革焦，毛悴色夭死於夏。腎盛怒而不止則傷志，志傷則喜忘其前言，腰脊不可以俛仰屈伸，毛悴色夭死於季夏。恐懼而不解則傷精，精傷則骨酸痿厥，精時自下。是故五藏主藏精者也，不可傷，傷則失守而陰虛，陰虛則無氣，無氣則死矣。是故用針者察觀病人之態，以知精神魂魄之存亡得失之意，五者已傷針不可以治之也。肝藏血，血舍魂，肝氣虛則恐，實則怒。脾藏營，營舍意，脾氣虛

則四肢不用，五藏不安，實則腹脹經溲不利。心藏脈，脈舍神，心氣虛則悲，實則笑不休。肺藏氣，氣舍魄，肺氣虛則鼻塞不利，少氣，實則喘喝胸盈仰息。腎藏精，精舍志，腎氣虛則厥，實則脹，五藏不安。必審五藏之病形以知其氣之虛實，謹而調之也。

【譯文】

　　本篇所說的神，是精神，不是物質，不是臟腑、經絡、血脈本身，而是臟腑、經絡、血脈所表現出的功能作用。由這些精神作用的表現足可以判斷所屬臟器的盛衰，而這些精神表現必須有所控制，五志過極足可以導致臟腑盛衰甚至危及生命。黃帝向岐伯發問：凡是針刺先要考慮病者的精神狀況。血、脈、營、氣、精、神這些都隸屬於五臟。當它們失去控制則會造成真精耗傷，魂魄離體，志意恍惚，智慮呆頓，這是什麼原因造成的？是上天的懲罰？還是人自己的過失？什麼叫作德、氣、生、精、神、魂、魄、心、意、志、思、智、慮？請您說說其中的道理。

　　岐伯回答說：人在天地間，天垂象地成形，天賦予人以德，地賦予人以氣，人為父母精氣所化生，父如天母如地，天地之精氣相搏而生人，故人由精所化生。兩精相搏而生人稱之謂神，人有生命，生命現象稱為魂，生命在則有魂，生命結束則魂散。生命強弱，魂之盛衰稱為魄。能夠辨識事物的功能稱為心。心識拓展能記憶能想事為意。由意拓展主動控物為志。因有志對事物變化進行比較為思。因有思而對事物未來變化有所知為慮。因有有思、有志、有慮而控制事物變化為智。對於有智者的人，他對自己生活控制一定會順應四時變化，適應寒暑往來，和調喜怒，安居而處，不恣情縱慾，自己能控制陰陽剛柔變化，所以能避免不正常的生活現象及異常的外來邪氣侵犯自己，保持健康長壽。

　　不正常的精神狀態影響人的健康，其作用力不亞於四時

寒溫的變化。驚懼憂思則傷神，神傷則恐懼情緒難以控制。過度悲哀傷及內臟，造成氣血衰竭會導致死亡。喜樂本是愉快情緒，適度喜樂有益健康，但喜樂過度也會造成精神渙散甚至神不守舍而發狂。愁憂的情緒導致氣機閉塞不通。大怒會造成精神錯亂甚至難以恢復。過度恐懼，神氣離散難收。

五臟各有所主的情志，不同的過度情志也會傷及不同的臟器。心藏神，驚恐思慮傷神，神傷則恐懼難以自控，形體消瘦，肌肉破敗，毛髮焦枯，膚無血色，死於冬季，水剋火也。脾藏意，愁憂不解，情緒悶亂，四肢痿軟無力，毛髮憔悴，膚無血色，至春而死，木剋土也。肝藏魂，悲哀過度傷及內臟，魂不附體，癲狂迷亂，言語不經，陰囊萎縮，筋脈攣急，兩脅緊縮，毛髮枯焦，入秋而死，金剋木也。肺藏魄，喜樂過度，精神錯亂，狂不識人，皮膚枯焦，毛髮憔悴，至夏而死，火灼金也。腎藏志，盛怒不止，志傷健忘，腰脊強直，俯仰難伸，季夏而亡，土旺季夏，土掩水也。

大驚大恐傷及精關，骨軟厥冷，遺精滑精。五臟主藏精，不可傷，傷則精氣不藏，陰虛無氣，必死無疑。

用針刺為病人治療的醫生在施針前要仔細觀察病人，對照上述經文弄清病人精神魂魄的狀況，假如五臟皆傷就不要針刺了。下面再總結一下五臟功能及虛實表現。肝藏血，血舍魂，肝氣虛子病及母則恐。肝主怒，肝實則易怒。脾藏營，營舍意，脾主四肢，脾虛四肢痿軟無力，脾為後天之本運化水穀精微，脾虛足可引致五臟皆虛，脾實則脾氣壅塞，腹部脹滿，土實剋水則小便不利。心藏脈，脈舍神，心氣虛金來反侮則悲。心主喜，實則喜笑不休。肺藏氣，氣舍魄，肺開竅於鼻，肺虛則鼻塞不利而少氣，實則氣道鬱阻喘促胸高。腎藏精，精舍志，腎虛命門火衰則四肢厥冷，命門之火不能溫煦脾土，水穀難化則腹脹。五臟失調要據其病的表現判明虛實，虛則補，實則瀉，謹慎為之，勿犯虛虛實實之弊。

【原文】

黃帝曰：經脈十二者，別為五行，分為四時，何失而亂，何得而治？岐伯曰：五行有序，四時有分，相順則治，相逆則亂。黃帝曰：何謂相順？岐伯曰：經脈十二者以應十二月。十二月者分為四時，四時者春秋冬夏，其氣各異。營衛相隨，陰陽已和，清濁不相干，如是則順之而治。黃帝曰：何謂逆而亂？岐伯曰：清氣在陰，濁氣在陽，營氣順脈，衛氣逆行，清濁相干，亂於胸中，是謂大悗。故氣亂於心則煩心密嘿，俛首靜伏；亂於肺則俛仰喘喝，接手以呼；亂於腸胃則為霍亂；亂於臂脛則為四厥；亂於頭則為厥逆，頭重眩仆。黃帝曰：五亂者刺之有道乎？岐伯曰：有道以來，有道以去，審知其道是謂身寶。黃帝曰善，願聞其道。岐伯曰：氣在於心者，取之手少陰心主之輸；氣在於肺者，取之手太陰滎、足少陰輸；氣在於腸胃者取之足太陰陽明，不下者取之三里；氣在於頭者取之天柱、大杼，不知取足太陽滎、輸；氣在於臂足取之先去血脈，後取其陽明、少陽之滎、輸。黃帝曰：補寫奈何？岐伯曰：徐入徐出謂之導氣，補寫無形謂之同精，是非有餘不足也，亂氣之相逆也。黃帝曰：允乎哉道，明乎哉論，請著之玉版，命曰治亂也。

【譯文】

黃帝說：手足十二經可以與五行相對應又與四時相聯繫，什麼情況功能失調出現逆亂，什麼情況功能順暢而運行暢通？岐伯說：五行生剋有其秩序，四時更迭有其規律，相順則協調，相逆則變亂。

黃帝說：什麼叫順？岐伯說：手足十二經與十二月相對

應，十二月份為春夏秋冬四時。營衛運行相協調，陰陽相配合，清濁不相干擾，這樣就是順，順則不生亂。

黃帝說：什麼叫逆而亂呢？岐伯說：營衛生會篇明確表述營為清，行於脈中，衛為濁，行於脈外，運行各有順序。營氣正常順脈而行，而衛行失於常態，致使清濁不順，相互干擾，逆亂於胸中，稱為大悶。氣亂於心則造成心煩不語，低頭俯伏。亂於肺則俯仰喘促，叉手按胸哼哼不已。亂於腸胃則上吐下瀉揮霍繚亂。亂於四肢則四末厥冷。亂於頭則頭重眩暈甚至摔倒。

黃帝說：這五亂針刺有辦法嗎？岐伯說：疾病的發生是有規律的。根據這一規律去治療，病也會消除的。所以說認清疾病發生規律，掌握針刺療法，是維護身體健康的法寶。

黃帝說：太好了，我希望聽聽這一療法。岐伯說：亂氣在心就針手少陰心經腧穴神門和手厥陰心包經腧穴大陵。亂氣在肺就針手太陰肺經滎穴魚際和足少陰腎經腧穴太谿。亂氣在胃腸針刺足太陰脾、足陽明胃經的穴位。如效果不顯可刺足三里。亂氣在頭可刺足太陽膀胱經天柱穴、大杼穴，如果效果不理想可刺該經的滎穴通谷、輸穴束骨。亂氣在手臂和足部，先在該處血絡上刺絡泄血，然後刺足陽明胃經、足少陽膽經滎穴和俞穴內庭、陷谷、俠谿、臨泣。

黃帝問：針刺時怎樣補瀉。岐伯說：徐進徐出，導氣而已。針刺時不拘泥於補法和瀉法，其目的最終是保養精氣。五亂表現不出虛實，只是經氣運行失於正常規律，正如經脈篇所說不盛不虛以經取之。

黃帝說：這針法太得當了，論述太高妙了，把它書寫到精美的玉石上面去，宣佈該篇為治亂。經文所述實為現今平補平瀉針法。

🔵 第十四篇　《靈樞》禁服

【原文】

　　雷公問於黃帝曰：細子得受業通於九針六十篇，旦暮勤服之。近者編絕，久者簡垢，然尚諷誦弗置，未盡解於意矣。外揣言渾束為一，未知所謂也。夫大則無外，小則無內，大小無極，高下無度，束之奈何？士之才力或有厚薄，智慮褊淺不能博大深奧。自強於學若細子，細子恐其散於後世絕於子孫，敢問約之奈何？

　　黃帝曰：善乎哉問也，此先師之所禁，坐私傳之也。割臂歃血之盟也，子若欲得之何不齋乎！

　　雷公再拜而起曰：請聞命於是也。乃齋宿三日而請曰敢問今日正陽細子願以受盟。黃帝乃與俱入齋室，割臂歃血。黃帝親祝曰：今日正陽歃血傳方，有敢背此言者反受其殃！

　　雷公再拜曰：細子受之。黃帝乃左握其手，右授之書，曰：慎之慎之，吾為子言之。凡刺之理經脈為始，營其所行，知其度量，內刺五藏，外刺六府，審察衛氣，為百病母。調其虛實，虛實乃止，寫其血絡，血盡不殆矣。

　　雷公曰：此皆細子之所以通，未知其所約也。黃帝曰：夫約方者猶約囊也，囊滿而弗約，則輸泄，方成弗約則神與弗俱。雷公曰願為下材者勿滿而約之。黃帝曰：未滿而知約之以為工，不可以為天下師。

　　雷公曰：願聞為工。黃帝曰：寸口主中，人迎主外，兩者相應俱往俱來，若引繩大小齊等。春夏人迎微大，秋冬寸口微大，如是者，名曰平人。人迎大一倍於寸口病在足少陽，一倍而躁在手少陽；人迎二倍病在足太陽，二倍而躁病在手太陽；人迎三倍病在足陽明，三倍而躁病在手陽明。盛則為熱虛則為寒，緊則為痛痺，代則乍甚乍間。盛則寫之，虛則補之，

緊痛則取之分肉，代則取血絡且飲藥，陷下則灸之，不盛不虛以經取之，名曰經刺。人迎四倍者且大且數名曰溢陽，溢陽為外格，死不治。必審按其本末，察其寒熱，以驗其藏府之病。寸口大於人迎一倍病在足厥陰，一倍而躁在手心主；寸口二倍病在足少陰，二倍而躁在手少陰；寸口三倍病在足太陰，三倍而躁在手太陰。盛則脹滿寒中食不化。虛則熱中出糜少氣溺色變。緊則痛痺。代則乍痛乍止。盛則寫之，虛則補之，緊則先刺而後灸之，代則取血絡而後調之，陷下則徒灸之。陷下者脈血結於中，中有著血，血寒，故宜灸之。不盛不虛以經取之。寸口四倍者名曰內關，內關者且大且數死不治。必審察其本末之寒溫以驗其藏府之病。通其營輸乃可傳於大數。大數曰盛則徒寫之，虛則徒補之，緊則灸刺且飲藥，陷下則徒灸之，不盛不虛以經取之，所謂經治者。飲藥亦曰灸刺。脈急則引，脈大以弱則欲安靜，用力無勞也。

【譯文】

雷公謙卑地向黃帝請教說：小子本人有機會學到九針理論得以從事針刺治療大業，讀了 60 篇針刺古經，早晚勤勉地研習領會。近日韋編斷絕致有錯簡漏簡，日久有的書簡已經模糊，儘管如此我仍然誦讀不停，可是也未能完全理解其中奧旨。《靈樞》外揣篇說渾束為一，我不懂為什麼這樣說。論說針刺之道大到其外沒有比它更大的東西，說小，精微到沒有比它更精細的事情，大小高下無邊際。像這樣高深的理論總結出言簡意賅、提綱挈領的概念，即所謂渾束為一，能辦到嗎？如果說不能辦到經文卻言之鑿鑿，那麼怎樣去概括呢？人的能力有大小，有的智商低，難以體味博大深奧的理論。再則努力程度達到我這樣的也不多。所以我擔心這樣有用而深奧難掌握的理論會逐漸散失甚至失傳，難於惠及子孫。

黃帝說：你這個問題提得太好了。我的老師有告誡，禁止把這個知識傳授給自私懶惰的人。傳授給誰都要割臂歃血對

天盟誓，你如果想得到真傳怎麼不先去齋戒。

雷公深深地向黃帝致拜，起來說我聽命。於是齋戒了 3 天回來向黃帝說，今天正午我願意對天盟誓以接受針經傳授。黃帝和雷公都進入齋室割臂歃血，黃帝親自向天祝告：今日正午歃血盟誓，傳針經之方給雷公，誰違背誓言必遭天殃。雷公對天下拜說：我誠心立誓接受誓言約束。黃帝左手握雷公手，右手把書授予雷公，說千萬審慎！並說我簡單解釋一下。學習針經實行針刺治療要從掌握經脈運行開始，瞭解營衛運行規律及與日月之行、計時滴漏相應度數。治療五臟六腑疾病審察衛氣狀況更重要。衛主實表，表氣不固外邪乘虛而入，百病始生。用針刺調其虛實，達其平衡，疾病停止。如果血絡有瘀，可刺絡泄血，瘀血排淨則不為害。

雷公說：這些知識我都明白，但我不知道如何將博大的針經理論簡約掌握。黃帝說：約方類似扎口袋嘴，如果不扎口袋嘴，口袋滿了東西就會掉出去。醫療知識多了，不會總結概括也會有遺忘，所謂神與弗俱。

雷公說：我不等滿就扎上口袋嘴兒。黃帝說：未滿就扎可以成為醫生，但不能成為指導天下的大師。

雷公說：我願意聽成為醫生的要求。

黃帝說：必須掌握診脈的知識。寸口脈在手太陰肺經，主候在內的五臟之氣；人迎脈在足陽明胃經，主候在外的六腑之氣。兩者脈氣內外相應，兩脈同時跳動，同時往來，好像兩者在牽引繩索的兩端，力度基本一致。春夏人迎脈比寸口脈微大，秋冬寸口脈較人迎脈微大，以上情況是平人脈象。假如兩脈力度差距顯著就是病態。人迎脈比寸口脈大一倍病在足少陽膽經，同時脈呈躁動之象病則在手少陽三焦經。人迎脈比寸口脈大兩倍，病在足太陽膀胱經，同時脈呈躁動之象病則在手太陽小腸經。人迎脈比寸口脈大三倍病在足陽明胃經，同時脈呈躁動之象則病在手陽明大腸經。人迎脈盛大為熱病，人迎脈虛為寒病，脈緊為痛痺，出現代脈則病時輕時重。脈盛大用瀉

法，脈虛用補法，脈緊則針刺稍深達分肉之間，刺中經脈，宜留針以溫寒。出現代脈宜在血絡上刺絡泄血同時配合口服藥液。陷下則採用灸法溫補陽氣。無虛實表現系經氣壅塞為病者，病在何經就在該經選穴針刺通經氣，用平補平瀉針法，這種療法稱為經刺。如果人迎脈大於寸口脈四倍，而且脈象洪大而快數稱為溢陽，即陽氣氾濫外溢之意，也稱為外格，是無藥可治的死症。針刺治療必須查清引起疾病的來源，判斷清楚疾病的預後，分清是寒是熱，在臟在腑，才能有的放矢，因病而治。

　　寸口脈比人迎脈大一倍病在足厥陰經，同時脈有躁動之象者病在手厥陰心包經。寸口脈大於人迎脈二倍病在足少陰腎經，同時脈呈躁動之象病在手少陰心經。寸口脈大於人迎脈三倍病在足太陰脾經，同時又有躁動之象病在手太陰肺經。寸口脈表現盛大之象為腹部脹滿，寒凝中焦，飲食不化。寸口脈虛則中焦有熱，便稀溏，少氣乏力，尿黃。脈緊則發痛痺。出現代脈則乍痛乍止。脈盛用瀉法，脈虛用補法，脈緊則先針刺，後用灸法溫寒。脈代則刺絡泄血後再飲藥調之。陷下則用灸法溫補正氣。並無虛實表現僅係經氣不通的，在病所發生的經脈上取穴通經即可。寸口脈比人迎脈大四倍稱為內關。內關脈象超常大而數，也是必死之脈。

　　經文再次囑咐，針刺前要查清病之所得的源頭及歸宿，病屬寒屬熱，在臟在腑。通曉經脈及腧穴才可以把針法的要旨傳授給他。邪盛脈盛只用瀉法，正虛脈虛只用補法。脈緊為寒盛，灸刺之後加服藥調治。氣虛下陷脈伏，單純灸法。表現不出虛實只是經氣不通就只取病所在經脈針刺疏通經氣即可，這是經治之法。至於飲藥、艾灸、針刺，可視病情而兼用。脈有急迫之象也可導引按摩。如脈象大而無力，是正氣虛甚，只宜安臥靜養，避免用力勞作。

❂ 第十五篇 《靈樞》逆順

【原文】

黃帝問於伯高曰：余聞氣有逆順，脈有盛衰，刺有大約，可得聞乎？伯高曰：氣之逆順者，所以應天地陰陽四時五行也，脈之盛衰者所以候血氣之虛實有餘不足，刺之大約者必明知病之可刺，與其未可刺，與其已不可刺也。

黃帝曰：候之奈何？伯高曰：兵法曰無迎逢逢之氣，無擊堂堂之陳。刺法曰無刺熇熇之熱，無刺漉漉之汗，無刺渾渾之脈，無刺病與脈相逆者。

黃帝曰：候其可刺奈何？伯高曰：上工刺其未生者也，其次刺其未盛者也，其次刺其已衰者也。下工刺其方襲者也，與其形之盛者也，與其病之與脈相逆者也。故曰方其盛也，勿敢毀傷，刺其已衰事必大昌。故曰上工治未病，不治已病，此之謂也。

【譯文】

黃帝向伯高發問說：經氣運行有逆有順，脈象有盛有衰，針刺治病有大的約法，我能知道得細一些嗎？

伯高說：經氣運行與天地運轉、陰陽變化、四季更迭、五行生剋相適應，適應者為順，不適應者為逆。針刺治病必須明確該病是不是可以針刺，還是暫時尚不是針刺時機，抑或已錯過了時機當下已不可針刺。

黃帝說：針刺的時機如何掌握呢？

伯高說：治病如打仗，祛邪如制敵。兵法說無迎逢逢之氣，無擊堂堂之陣。意思是對方士氣正盛你就不要貿然迎敵，對方佈陣整齊軍威盛壯時不要發起攻擊。所以針法說病在壯熱之時暫不要針刺。患者汗流不止暫不要行針。脈象不整往往邪

正難辨病情複雜，在病情未明之前也不可魯莽行針。如果脈症不符，更要謹慎，病情危重才有此現象，已非針刺可治。

　　黃帝說：這些情況不可用針，那什麼情況才可以用針呢？

　　伯高說：上工刺其未生者也，即疾病症候未顯現之前就進行治療。這需要有豐富的醫療經驗，對人體有透徹的瞭解，所以稱其為上工。未能趕上未病先治時機，那要在病氣未旺盛的時候針刺。這個時機也已越過，那就要觀察等待病勢有衰減之勢順勢而刺。這也只有上工對日月運行、運氣盈虛、陰陽消長、邪正虛實了然於心才能神機妙算地掌握行針時機。知識膚淺的下工難辨虛實，正氣虛乏邪氣乘虛來襲而貿然瀉邪；或貌似形盛而邪盛正虛便一意瀉邪；脈症不符本是重篤之症而全然不知，仍在魯莽施針，只能加速病者死亡。所以醫諺說：方其盛也勿敢毀傷，刺其已衰事必大昌。其意為邪方鼎盛其氣必虛，摯意瀉邪，正氣難支，等於毀傷。待邪氣衰減乘勢而瀉一定會取得顯著療效。所以經書有名言上工治未病，不治已病，就是這個意思。所謂不治已病，因病未成而治，病被消弭於未然，已不再可能成其病，便無須再治療。當然這樣高明的上工實不多見。

【注】

　　經文：無擊堂堂之陳，陳、陣古為一字，陳在先，後作陣。意指軍士行列、佈陣。

第十六篇
《黃帝內經・素問》八正神明論篇

【原文】

黃帝問曰：用針之服必有法則焉，今何法何則？

岐伯對曰：法天則地，合以天光。

帝曰：願卒聞之。

岐伯曰：凡刺之法必候日月星辰四時八正之氣，氣定乃刺之。是故天溫日明則人血淖液而衛氣浮，故血易寫，氣易行。天寒日陰則人血凝泣而衛氣沉。月始生則血氣始精，衛氣始行。月郭滿則血氣實，肌肉堅。月郭空則肌肉減，經絡虛，衛氣去，形獨居。是以因天時而調血氣也。是以天寒無刺，天溫無疑。月生無寫，月滿無補，月郭空無治。是謂得時而調之。因天之序，盛虛之時，移光定位，正立而待之。故曰月生而寫是謂臟虛，月滿而補血氣揚溢絡有留血，命曰重實。月郭空而治是謂亂經。陰陽相錯，真邪不別，沉以留止，外虛內亂淫邪乃起。

帝曰：星辰八正何候？

岐伯曰：星辰者所以制日月之行也，八正者所以候八風之虛邪以時至者也。四時者所以分春秋冬夏之氣所在以時調之也。八正之虛邪而避之勿犯也。以身之虛而逢天之虛，兩虛相感其氣至骨，入則傷五臟，工候救之弗能傷也。故曰天忌不可不知也。

【譯文】

黃帝向岐伯發問：用針刺治病的事情肯定有方法有準則，到底是什麼方法什麼準則呢？

岐伯回答說：以天地運行為法則，配合日月星辰光芒的

觀察。

黃帝說：我想立刻聆聽這些法則。

岐伯說：凡是進行針刺治療一定要觀察日月星辰、四季八方的氣息，觀察明白了才可以針刺。因為天氣溫暖，日光晴明則人的血液潤澤，衛氣運行於體表，所以血流暢通，衛氣周行滑利。天氣寒涼，日光陰暗，則血液滯澀，衛氣沉降。月魄初生，血氣剛剛充盈，衛氣循行剛剛正常。時至月滿則血氣充實，肌肉堅挺。時至月虧則肌肉減弱，衛氣內沉，體表不固，腠理空虛。所以必須據天時而調氣血。所以天寒的時候不要針刺；天溫之時不必擔心氣血凝滯，是針刺的最佳時機；月初生氣血剛剛正常，正氣還未達盛壯之時，不要採用瀉法；月滿之時氣血正旺，不要採用補法；月廓空虛殘月、月晦之時就不要再行針刺了。這就叫作據時而治，因時而調養氣血。

依據天地運行的時序判斷當時氣血是盛是虛，觀察日月星辰亮度確定針刺是宜、是忌、是補、是瀉。施針者必須凝神定志，正立待時才能觀察準確不致誤刺。違背天時，日月方生而用瀉法致成臟虛；月滿而用補法造成血氣漫溢，脈絡瘀血停留，稱為重實；月廓空虛而治稱為亂經。這些錯誤做法造成陰陽錯位，正邪難分，邪氣潛沉停留，衛外氣虛，臟腑功能紊亂，疾病因之發生。

黃帝發問說：星辰八正預候什麼事情？

岐伯回答說：星辰制約日月運行，透過觀察日月在星辰間的位置而測知日月運行的度數。八正就是八方，四方加四隅，可以觀察八方風邪乘虛侵襲人體的情況。四時是分別春夏秋冬的不同氣象。依時調節寒溫，避免賊風虛邪乘虛傷人。如果身體氣血正虛又逢八方虛邪所侵，兩虛相加，邪深至骨。再向裡則傷及五臟。只有通達天地，順應四時，深諳針理的醫生候氣施救才能祛除邪氣，不傷正氣。所以說天道變化應當避忌的事情不可不深知。

【注】

用針之服，服，解為事，從事、使用。淖液，潤澤，濡潤。凝泣，泣即澀字，簡寫為澀。月郭，郭即廓字。

【原文】

帝曰：善，其法星辰者余聞之矣，願聞法往古者。

岐伯曰：法往古者，先知針經也。驗於來今者先知日之寒溫，月之虛盛，以候氣之浮沉，而調之於身，觀其立有驗也。觀其冥冥者，言形氣榮衛之不形於外，而工獨知之。以日之寒溫，月之虛盛，四時氣之浮沉，參伍相合而調之。工常先見之。然而不形於外，故曰觀於冥冥焉。通於無窮者，可以傳於後世也。是故工之所以異也。然而不形見於外，故俱不能見也，視之無形，嘗之無味，故謂冥冥，若神彷彿。

虛邪者，八正之虛邪氣也；正邪者，身形若用力汗出，腠理開，逢虛風，其中人也微。故莫知其情，莫見其形。上工救其萌芽，必先見三部九候之氣，盡調不敗而救之，故曰上工。下工救其已成，救其已敗。救其已成者，言不知三部九候之相失，因病而敗之也。知其所在者，知診三部九候之病脈處而治之，故曰守其門戶焉。莫知其情，而見邪形也。

【譯文】

黃帝說：很好，取法於日月星辰的事情我已經知道了，我想聽聽傚法往古的事情。

岐伯說：傚法往古者一定要先學透針經。凡法古者必驗之於今。於今有驗者，法古有成；未驗者應再研習。所謂驗於今者應先考察日之陰晴，月之盈虛，以測知氣血浮沉，對身體進行調解。觀察效果，會立即觀察明白的。法古有成者能觀其冥冥。所謂冥冥是氣血營衛的運行不表現於外，只有高明的醫生能知道。當然也是依據日光的寒溫，月盈月虛，四

時氣候變化，相互參考而測知。只有達到能測知普通人看不見的身體狀況的人，才能洞達更深邃的氣血陰陽的變化，才有可能把針經傳於後世。這就是醫生之間的差異。普通的醫生因氣血運行不見於外，所以他也就什麼也看不見。眼睛看不見，口嘗也辨別不了滋味，所以對這些普通的醫生來說確實是暗之又暗的。反過來能洞視普通醫生看不見的陰陽氣血變化的高明醫生真是彷彿如神。

虛邪與正邪的區別在於，虛邪是非正常的賊風邪氣，其傷人病為重；正邪本是四時正常溫涼寒熱之氣，本不傷人，由於自身勞力汗出，腠理開張，因而風氣入侵而為病，病氣為輕。不瞭解病源之別就分不清邪氣的性質。所說莫見其形，是說看不清邪氣之形。

高明的醫生治病，病在初發的萌芽之時，按三部九候察其脈象，雖病症未現，據其脈動異常已洞見病之發生，及時治之。這絕非普通醫生所能做到。而知識欠缺的粗劣醫生只能在病已成甚至正氣已為病之所傷達於衰敗之時才去治療。之所以這樣是三部九候脈象異常卻茫然不知，等到病症悉見，正氣衰敗才知是病。諳熟三部九候的高明醫生僅據脈象就已預見病之所在而及時治療，等於是守住了門戶，令邪無門可入。這是不待病情出現就已預見了邪氣的形態。

【原文】

帝曰：余聞補寫，未得其意。

岐伯曰：寫必用方，方者以氣方盛也，以月方滿也，以日方溫也，以身方定也，以息方吸而內針，乃復候其方吸而轉針，乃復候其方呼而徐引針，故曰寫必用方，其氣而行焉。補必用員，員者行也。行者，移也。刺必中其榮，復以吸排針也。故員與方，非針也。故養神者，必知形之肥瘦，榮衛血氣之盛衰。血氣者，人之神，不可不謹養。

帝曰：妙乎哉論也，合人形於陰陽四時，虛實之應，冥

冥之期，其非夫子孰能通之。然夫子數言形與神，何謂形？何謂神？願卒聞之。

岐伯曰：請言形，形乎形，目冥冥，問其所病，索之於經，慧然在前，按之不得，不知其情，故曰形。

帝曰：何謂神？

岐伯曰：請言神，神乎神，耳不聞，目明，心開而志先，慧然獨悟，口弗能言，俱視獨見，適若昏，昭然獨明，若風吹雲，故曰神。三部九候為之原，九針之論，不必存也。

【譯文】

黃帝說：我聽了補瀉的論述，但尚未深明其意。

岐伯說：瀉法必遵循方的原則。所謂方，指瀉法必須在身體正氣方盛的時候，月廓方滿的時候，日光方溫的時候，身體氣血方定而尚未紊亂的時候才可用瀉法。針刺瀉法具體操作是在病人吸氣剎那進針，等到再次吸氣時捻轉針柄催氣，而在呼氣剎那緩緩出針。瀉法要達到催動真氣運行。針刺行補法應遵循圓的原則。圓是通行、移動之意，應使正氣暢通，移至病所。針刺必然達營分，即達於分肉，抵於經脈。具體操作是病者呼氣時進針，吸氣時出針。所說方圓不是指針而言，而是用針方法。

經文所說補瀉方法是至今仍在常用的呼吸補瀉法。善於調養神氣的人，一定要瞭解人的身體狀況，概括稱身體肥瘦。瞭解營衛氣血的虛實。人的精力、精神統稱之為神，其物質基礎是氣血。所以一定要認真謹慎地調養氣血。

黃帝說：論述太高妙啦。您把人體與陰陽四時虛實變化相對應，這些事情對於普通人說來都是冥冥杳杳難於掌握的，除了夫子慧眼可見，別人誰能辦到。夫子多次談到形與神，那麼您所說的形與神怎樣理解呢？

黃帝發問的形與神並非普通意義上的形體與精神，那樣淺顯的問題沒有發問的必要。所問的形與神是三部九候脈診只

能意會難以言傳的精微心智感受體會。

　　岐伯的回答請讀者用心揣度。岐伯回答說：請讓我先說
說形。形乎形目冥冥。這是說這個形是用眼睛看不見的，視之
本無形，意會卻有象。詢問病人所苦，探尋病在何經，這時對
病情如有所見。這只是高明醫生的心會，表面上是摸不著看不
見的。這是正邪內在之形。

　　黃帝問：神是什麼呢？

　　岐伯答：現在讓我來解釋神。神乎神耳不聞。意思是說
這個神是無聲無息的，耳朵聽不見，但高明的醫生目光敏銳，
心智聰明，普通人視而不見，而高明的醫生慧眼獨具，已經看
清了邪正的內在表現。所看清的東西卻難以用語言表達。在他
人看來一片昏暗如在黑夜，什麼也看不見。而這位高明醫生卻
視之昭然。如風吹雲散，洞見九霄。所以稱為神。所謂形與神
都是由三部九候診察的體味。形與神蘊於三部九候之中。而三
部九候的知識並沒有細寫到九針之論裡，這個知識需要專門去
學習。

【原文】

黃帝問曰：余聞九針九篇，夫子乃因而九之，九九八十一篇余盡通其意矣。經言氣之盛衰，左右傾移。以上調下，以左調右。有餘不足，補寫於滎輸，余知之矣。此皆榮衛之傾移，虛實之所生，非邪氣從外入於經也。余願聞邪氣之在經也，其病人何如？取之奈何？

岐伯對曰：夫聖人之起度數，必應於天地。故天有宿度，地有經水，人有經脈。天地溫和，則經水安靜；天寒地凍，則經水凝泣；天暑地熱，則經水沸溢；卒風暴起，則經水波湧而隴起。夫邪之入於脈也，寒則血凝泣，暑則氣淖澤，虛邪因而入客，亦如經水之得風也。經之動脈，其至也，亦時隴起，其行於脈中，循循然。其至寸口中手也，時大時小，大則邪至，小則平。其行無常處，在陰與陽，不可為度。從而察之，三部九候。卒然逢之，早遏其路。吸則內針，無令氣忤。靜以久留，無令邪布。吸則轉針，以得氣為故。候呼引針，呼盡乃去，大氣皆出，故命曰寫。

帝曰：不足者補之，奈何？岐伯曰：必先捫而循之，切而散之，推而按之，彈而怒之，抓而下之，通而取之，外引其門，以閉其神。呼盡內針，靜以久留，以氣至為故，如待所貴，不知日暮。其氣以至，適而自護，候吸引針，氣不得出，各在其處，推闔其門，令神氣存，大氣留止，故命曰補。

【譯文】

黃帝向岐伯發問說：我已經聽了九針九篇的論述，您又在此基礎上發揮成 81 篇宏論，我也領會了經旨。經文論述十

二經左右對稱而相連，經氣有盛衰，左右相傾移，出現氣血不平的病態。這時可交經繆刺，病在下取之上，病在左取之右，用補瀉滎輸來調整氣血平衡。這種氣相逆亂是病自內生，營衛之行偏差，虛實失於常態，並非邪從外來入經絡所致。我想聽聽邪犯經絡病人有什麼表現，怎麼治療？

岐伯回答說：聖人論述人的生理病理，一定會和天地運行規律相聯繫。日月周天有 28 宿的度數，地上有十二經水，人有十二經脈。天溫地和經水順暢波瀾不驚；天寒地凍經水凝結成冰，即使未成冰也水流澀滯；天暑地熱則水流泛溢；遇有突然風起則波濤洶湧，浪高水起。邪氣侵入經脈也有類同現象。天寒血流滯澀，暑熱氣行過急，當此之時虛邪趁勢而入，客於經脈，脈動則氣血失於常態而湧起，很像經水遇風而波湧之態。邪入經脈，隨氣血而走，雖則循循然恍如氣血之行，但邪非正氣，致使脈象時大時小。大的時候就是邪氣的表現，小的時候是邪氣潛伏。儘管邪行無常，在陰在陽難於掌控，三部九候細心體察還是能夠發現的。一旦發現及時用瀉法阻斷其去路，且勿蹉跎到邪氣旺盛時才去治療。瀉的手法是吸氣時進針，不讓邪氣忤逆猖獗。進針後留針，不讓邪氣布散。待病人再吸氣時轉針催氣，以達到針下有得氣感的效果。須出針時要等病人呼氣，並呼氣快結束時出針，開放針孔，邪氣隨之出盡。這就是呼吸補瀉的瀉法。

黃帝問：正氣不足需補，補法怎麼作？

岐伯說：在針刺前仔細循經取穴，在此過程以指捫按經絡本身就是催氣過程。並進一步以指切、推、彈、抓，使經氣充盈，視經氣已暢通才施針。這個進針前的預備過程等於是催動經氣又閉上門戶不讓真氣外泄。待到病人呼氣將結束時進針，進針後留針時間要長，以待得氣感出現。施針者心要靜下來，如等待一位貴客，即使太陽落山了也沒注意到，還在等待。得氣感出現注意不要擴大針孔，要護住真氣不要外泄。等到病人吸氣的時候出針，要按閉針孔不使真氣外泄，使氣血運

行各守其道，各在其處。等於把門推嚴，令神氣內存，真氣留內，這就是補法。

【注】

卒風暴起，突然暴風驟起。卒，突然。內針，內為納字，即針刺進針。大氣皆出，邪氣全部排出，大氣指邪氣。適而自護，收縮針孔不使真氣外泄。適為括字，收緊之意。推闔其門，闔為閣、合，關嚴門之意。大氣留止，此處大氣指正氣、真氣，止為之字，全句為真氣留之而不外泄。

【原文】

帝曰：候氣奈何？

岐伯曰：夫邪去絡，入於經也，舍於血脈之中，其寒溫未相得，如湧波之起也，時來時去，故不常在。故曰：方其來也，必按而止之，止而取之，無逢其衝而寫之。真氣者，經氣也，經氣大虛，故曰其來不可逢，此之謂也。故曰：候邪不審，大氣已過，寫之則真氣脫，脫則不復，邪氣復至，而病益蓄，故曰其往不可追，此之謂也。不可掛以髮者，待邪之至時而發針寫矣。若先若後者，血氣已盡，其病不可下。故曰：知其可取如發機，不知其取如扣椎。故曰：知機道者不可掛以髮，不知機者扣之不發，此之謂也。

帝曰：補寫奈何？

岐伯曰：此攻邪也。疾出以去盛血，而復其真氣。此邪新客溶溶未有定處也。推之則前，引之則止，逆而刺之，溫血也。刺出其血，其病立已。

帝曰：善。然真邪已合，波隴不起，候之奈何？

岐伯曰：審捫循三部九候之盛虛而調之。察其左右，上下相失，及相減者，審其病藏以期之。不知三部者，陰陽不別，天地不分。地以候地，天以候天，人以候人。調之中府，以定三部。故曰刺不知三部九候病脈之處，雖有大過且至，工

不能禁也，誅罰無過，命曰大惑。反亂大經，真不可復，用實為虛，以邪為真，用針無義，反為氣賊。奪人正氣，以從為逆，榮衛散亂，真氣已失，邪獨內著，絕人長命，予人天殃。不知三部九候，故不能久長。因不知合之四時五行，因加相勝，釋邪攻正，絕人長命。邪之新客，來也未有定處，推之則前，引之則止，逢而寫之，其病立已。

【譯文】

黃帝問：怎樣等待抓住邪氣到來最佳時機，從而適時而治呢？

岐伯說：外邪侵犯都有由表及裡的過程，由皮毛而入絡，由絡入經，再合於血脈。邪侵較深會因血脈寒溫而因寒化寒，因溫化溫。初入血脈寒溫未得之時則擾動經脈，卒風吹水湧波而起。儘管時來時去而不常在，前段經文明言其至寸口中手也時大時小，大則邪至小則平，是可以透過診察三部九候脈象而發現邪氣到來的。一經發現按而施針，採用瀉法。當然也要分辨是否是邪氣過盛的脈象，如確屬邪氣過盛就無逢其衝，無迎逢逢之氣，無擊堂堂之陣。經脈中循行之氣是人身的真氣，如邪傷已深真氣太虛，就不會出現風吹水湧的反應，到那時候氣就有難度了，可能會其來不可逢。所以說診病治病均宜早，不要疏忽等待，病輕時也不要掉以輕心。否則候邪不審，正氣耗傷再去瀉邪，真氣脫失難復，邪氣重至，病情更重，可謂大勢已去其往不可追了。《靈樞》九針十二原曾用開弓放箭比喻微針施針之不差毫髮，在此經文又用了開弓放箭來比喻審候邪氣，邪至必須及時施針，莫前莫後，不差毫髮才能準確瀉邪而不傷正。

黃帝再問關於補瀉的問題，岐伯回答說：我們現在所談係外邪入經之事，所以或補或瀉均以攻邪為目的。瀉法出針要迅速果斷，開放針孔，排除瘀血，真氣才得以恢復。這種情況是用於外邪剛剛侵入，尚未致真氣虛衰而與經氣糾合，在經中

行無定處，可由治療推它則前、引它則後，即邪未膠著，針刺反應敏感。趁邪氣尚未鼎盛可逆而刺之，即迎著邪氣果斷用瀉法，手法如前述。需說明的是一般瀉法為速刺，快進快出，不留針。而此類外邪多為風邪，雖是瀉法須進針後留針溫血，針下有得氣感才出針泄邪。

黃帝說：很好。可是邪犯較深，真邪已合，不像新客之邪較易發現，較易控制，不能風吹波起，而是波隴不起，該怎麼辦呢？

岐伯說：到那時候就得仔細診按三部九候之脈，細心體察各部盛虛而調。審察上下左右脈象變化分析病在何臟，而在該處審候病邪變化。如果不掌握三部九候診脈知識，難免天地不別，陰陽不分，即使有大的病變將發生而茫然不知，當然就無法禁止。盲目而治必然誅罰無過，徒傷正氣，這種人叫作大惑，現代語為庸醫、糊塗蟲。以實為虛，以邪為真，不僅治不好病，反而損傷經氣，助長邪氣，營衛逆亂，病邪膠著，給病人造成災殃。這種沒有三部九候知識的人為醫怎麼會長久呢！此外四時更替、五行生剋、五運六氣、客主加臨的知識也必須掌握，缺乏這些知識也會庸醫殺人。

【注】

不可掛以髮者，髮為誤字，應為發字，發為發機放箭。

【原文】

　　肝熱病者，小便先黃，腹痛多臥，身熱。熱爭則狂言及驚，脅滿痛，手足躁，不得安臥。庚辛甚，甲乙大汗。氣逆則庚辛死。刺足厥陰少陽。其逆則頭痛員員，脈引衝頭也。

　　心熱病者，先不樂，數日乃熱，熱爭則卒心痛，煩悶善嘔，頭痛面赤，無汗。壬癸甚，丙丁大汗。氣逆則壬癸死。刺手少陰太陽。

　　脾熱病者，先頭重，頰痛，煩心，顏青，欲嘔，身熱。熱爭則腰痛，不可用俛仰，腹滿泄，兩頜痛。甲乙甚，戊己大汗。氣逆則甲乙死。刺足太陰陽明。

　　肺熱病者，先淅然厥，起毫毛，惡風寒，舌上黃，身熱。熱爭則喘咳，痛走胸膺背，不得太息，頭痛不堪，汗出而寒。丙丁甚，庚辛大汗。氣逆則丙丁死。刺手太陰陽明，出血如大豆，立已。

　　腎熱病者，先腰痛䯒酸，苦渴數飲，身熱。熱爭則項痛而強，䯒寒且酸，足下熱，不欲言。其逆則項痛員員，淡淡然。戊己甚，壬癸大汗。氣逆則戊己死。刺足少陰太陽。諸汗者，至其所勝日汗出也。

　　肝熱病者，左頰先赤，心熱病者，顏先赤，脾熱病者鼻先赤，肺熱病者右頰先赤，腎熱病者頤先赤。病雖未發，見赤色者刺之，名曰治未病。

　　熱病從部所起者，至期而已，其刺之反者，三周而已。重逆則死。

　　諸當汗者，至其所勝日，汗大出也。

　　諸治熱病以飲之寒水乃刺之，必寒衣之，居止寒處，身

寒而止也。

【譯文】

　　本篇篇名刺熱，即論述針刺治療發熱性疾病。該熱從何而來？弄清病源才能理解諸熱所表現的症狀，才能明白針刺之理。王冰注曰：寒薄生熱，身故熱焉。張志聰謂：諸熱謂表之三陽與裡之五臟內外之熱交爭也。病症中有五臟內熱的表現，又有肺熱病者先淅然厥，起毫毛，惡風寒的風寒襲表症狀，結合先賢之論此篇所述熱病應為五志過極化生內熱，復感風寒之邪，內外交爭表裡同病。

　　肝熱病者小便先黃，熱煎津液也。腹痛、脅滿痛皆肝經所過之處的反應。身熱者五臟熱病皆然，內鬱外邪所化。肝藏魂，熱盛擾神，重則狂言及驚。肝主筋，熱盛筋腱瘛瘲則手足躁。熱隨經脈上衝於頭則頭痛眩暈，肝陽上亢之象。庚辛日屬金，金剋木也，故病勢轉甚。遇肝木本氣當令甲乙日則肝氣轉旺，袪邪外出，大汗出熱隨汗解。如熱傷太過，氣機逆亂，遇庚辛日金剋木斷則死。針刺治療選用足厥陰肝經及與之表裡的足少陽膽經。

　　心熱病者，心之志為喜，心病則不樂。心病氣鬱，鬱久化熱則數日乃熱。邪熱交爭，攻衝於心則煩悶心痛。上攻於頭則頭痛面赤。汗為心液，熱煎津枯則無汗。心在五行屬火，脾胃在五行屬土，火生土，母病及子則善嘔。壬癸日屬水，水剋火則病情轉重。丙丁屬火，本臟當令，心氣轉旺，汗出熱退而癒。若心氣過傷，氣機敗亂壬癸日水盛火熄則死。治療可針刺手少陰心經及與之表裡的手太陽小腸經。

　　脾熱病者，脾主肌肉，脾病則肌肉無力，乏力頭重。脾失運化則腹滿泄瀉。脾脈連心，脾病移熱於心則心煩。脾與胃相表裡，脾病及胃，胃經所過之處出現病症則頰痛、頷痛。脾病熱氣氾濫，土泛侮水，腎為所傷則腰痛不可俯仰。脾病肝侮則顏青欲嘔。甲乙屬木，甲乙日木來剋土，病勢因而轉重。戊

己化土，為本臟當令之日，脾氣轉旺，汗出熱退而癒。如脾傷太過邪氣橫逆，再遇甲乙木日，木伐土崩則死。治當刺足太陰脾經、足陽明胃經，扶正袪邪。

　　肺熱病者，肺主皮毛，風寒外侵則淅然厥，起毫毛，惡風寒。風寒束表邪在衛分頭痛是必有症狀，汗出表不解則汗出而仍惡寒。風寒束表，邪不得泄則身熱頭痛。邪熱交蒸傷及肺絡則喘咳。舌上黃者熱移大腸也。肺為華蓋，居胸中，前為胸膺後則為背，肺臟為病胸膺背痛不得太息。丙丁為火，肺在五行屬金，丙丁日火爍金，故病勢轉甚。庚辛為金，本臟當令，肺氣轉旺，汗出熱退而癒。如肺氣虛甚，邪熱橫逆，火灼金銷，死於丙丁之日。治療可針刺手太陰肺經及手陽明大腸經，也可刺絡泄血，熱隨血泄而癒。

　　腎熱病者，內外交蒸而身熱。腰為腎之府，腎病則腰痛。脛酸，足下熱為腎經走行部位的病症反應。脛寒且酸為內熱熾盛外現假寒之症。苦渴數飲為內熱傷津，飲水自救之象。腎與膀胱相表裡，腎病移熱於膀胱則項背疼痛而眩暈。腎為作強之官，腎病體虛，難於作強則疲憊，精神淡漠不欲言。腎屬水，戊己日屬土，土剋水則病情轉重。壬癸屬水，壬癸日本臟當令，腎氣轉旺，汗出熱退而癒。如腎氣衰竭，氣機逆亂戊己日土湮水竭則死。針刺治療取足少陰腎經及足太陽膀胱經。

　　五臟熱病汗出熱退均在本臟五行當令之日。

　　肝屬木，旺於東方，故肝熱病者左頰先赤；心屬火，旺在南方，故心熱病者顏先赤；脾屬土，旺於中央，故脾熱病者鼻先赤；肺屬金，旺於西方，故肺熱病者右頰先赤；腎屬水，旺於北方，故腎熱病者頤先赤。病症未顯之前赤色先見，據其所發部位判斷熱發何臟，及時施針，這是治未病的辦法。

　　如果熱病症狀尚未顯現而如上述所言赤色在面部應先起的部位先起，此為順，在應刺之經而刺，則到本臟當令的旺日汗出熱退而病癒。

　　如未在應刺之經而刺，判病失誤，針刺相反則傷正而助

邪，使癒期遷延，須到第三個本臟當令旺日才能病癒。如此時又行誤刺，則為重逆。經文有言：一逆尚引日，再逆促命期，重逆者向癒無望，必死無疑，庸醫真可殺人。熱病應由汗解者，針刺時機應與本臟旺日結合起來。時至本臟旺日，又針刺得法，一定在該日汗出熱退，脈靜身涼而癒。

治療各發熱病，在針刺前讓患者先喝冰冷的水再行針刺，衣服要單薄，病人要有涼感，居處也要涼爽，使身體感涼。在這樣條件下合理針刺方易見效，身涼而癒。在那麼早的時代我們祖先已明確提出物理降溫療法，令人讚歎難已。

【注】

頭痛員員，員員，眩暈狀。澹澹然，疲憊而精神淡漠。出血如大豆，出血如珠狀。

【原文】

熱病先胸脅痛，手足躁，刺足少陽，補足太陰，病甚者為五十九刺。熱病始手臂痛者，刺手陽明太陰，而汗出止。熱病始於頭首者，刺項太陽而汗出止。熱病始於足脛者刺足陽明而汗出止。

熱病先身重骨痛耳聾好瞑，刺足少陰，病甚為五十九刺。熱病先眩冒而熱，胸脅滿，刺足少陰、少陽。

太陽之脈色榮顴骨，熱病也。榮未交，曰今且得汗，待時而已。與厥陰脈爭見者，死期不過三日。其熱病內連腎，少陽之脈色也。少陽之脈色榮頰前，熱病也。榮未交，曰今且得汗，待時而已。與少陰脈爭見者，死期不過三日。

熱病氣穴三椎下間，主胸中熱；四椎下間，主鬲中熱；五椎下間，主肝熱；六椎下間，主脾熱；七椎下間，主腎熱，榮在骶也。項上三椎陷者中也。

頰下逆顴為大瘕，下牙車為腹滿，顴後為脅痛，頰上者鬲上也。

【譯文】

　　發熱病之初就顯現胸脅痛，手足躁動，要瀉足少陽補足太陰。這一條經文所述病症與肝熱病有不同。肝熱病也有胸脅痛手足躁，但病從小便先黃腹痛多臥起，病重時出現狂言及驚，是熱鬱肝臟之病。而本段經文所述為熱鬱膽腑，木盛而克伐脾土致脾氣虛衰。故針刺瀉足少陽膽經，同時補足太陰脾經，抑木扶土致氣機平調。如邪熱盛，症狀重可在 59 個具有特殊退熱作用穴位中選穴清熱。

　　發熱病先從手臂疼痛開始，可在手陽明大腸經及手太陰肺經選穴治療，汗出病退。原因是手太陰肺經從胸走手，手陽明大腸經從手走頭，肺與大腸相表裡，兩經一來一往皆循行臂上，兩經同時選穴治療陰陽兩補，邪隨汗出而止。

　　熱病從頭部開始，是熱在足太陽膀胱經，可在該經的項背部選穴針刺，熱隨汗出而解。《素問》白話解註明天柱、大杼兩穴。上段經文刺手陽明太陰也列出商陽、列缺兩穴，筆者意見不必穴位過於拘泥，選穴不失其經均會有效。

　　如果發熱從下肢足脛開始，可在足陽明胃經選穴針刺，熱隨汗解，足三里作用斐然，而上廉、下廉、條口、豐隆亦皆有效。

　　如果發熱性疾病先從身重骨痛，耳聾好瞑開始，腎主骨生髓，開竅於耳，為作強之官，上述症狀顯係腎經之病，故從足少陰經選穴治之，如熱尚未退可從 59 個專主退熱的穴位中選穴治之。

　　發熱病先眩冒而熱，胸脅滿開始，足少陽膽經過胸脅，肝膽相表裡，眩暈之症屬肝膽。而昏冒難支為作強失權，係腎虛之症。治當刺足少陰腎經，足少陽膽經。要細辨虛實，應瀉則瀉，應補則補。

　　太陽脈色榮於顴骨，屬於發熱性疾病，按《素問》熱論篇：傷寒一日巨陽受之，邪在衛分，尚未入裡與營血相交，應

由汗而解，須待時治療，衛氣轉旺，汗出則病已。如未待汗出而厥陰之脈卻爭而相見，厥陰本傷寒傳經之未，卻邪仍在衛則爭見，說明不僅三陽俱病，陰經之脾腎亦衰，病期不會過於 3 日則殞命。

少陽之脈榮於頰前，亦屬發熱之病，邪仍在陽經，尚未傳裡，仍未與營氣相交，仍可由汗而解，待汗出之時邪退病癒。如未癒，按傳經規律應傳之於脾，脾脈未見，少陰脈卻爭見，說明脾氣已竭，已是陽盡陰竭，死期也不會超過 3 日。

經文「其熱病內連腎，少陽之脈色也」與上下文難以銜接，應為錯簡所致，暫不作解。

熱病氣穴以下一節經文，是在胸椎下專為泄熱而取穴，實在督脈上行針，除第四椎下督脈無穴名，三椎之下為身柱，五椎之下為神道，六椎之下為靈台，七椎之下為至陽，骶骨上為八髎。

督脈穴位名稱，功能各有具體含義，而在此只泄熱而已。三椎之下專泄胸中熱，四椎之下專泄膈中熱，五椎之下專泄肝臟之熱，六椎之下專泄脾臟之熱，七椎之下專泄腎臟之熱。瀉營血之熱在骶骨上選穴針刺。後頸部向上三椎應是第五頸椎下，亦有泄熱作用。

下段經文為面部診病定位知識。有異於正常面色的病氣之色出現於頰部，上逆顴骨之下，為大瘕泄；病氣見於下頰車為腹滿之症；病氣見於顴骨後為脅痛；病氣見於頰之上為病在膈上。

【注】

《靈樞》熱病篇五十九刺，係 59 個治熱病的重要穴位，《靈樞》白話解詮釋穴位如下。

兩手內外各三

外：少澤、關衝、商陽。左右共 6 穴。

內：少商、中衝、少衝。左右共 6 穴。

五指間四

後谿、中渚、三間、少府。左右共 8 穴。

五趾間四

束骨、臨泣、陷谷、太白。左右共 8 穴。

頭距中寸半

五處、承光、通天。左右共 6 穴。

頭距中 3 寸

臨泣、目窗、正營、承靈、腦空。左右共 10 穴。

耳前後

聽會、完骨。左右共 4 穴。

口下

承漿。1 穴。

項中

啞門。1 穴。

巔

百會、囟會、神庭、風府。4 穴。

頜下

廉泉。1 穴

頸

風池。左右共 2 穴。

天柱。左右共 2 穴。

【注】

氣穴，即穴位。大瘕泄，痢疾，或如痢疾狀泄瀉。

第十九篇
《黃帝內經・素問》調經論篇

【原文】

黃帝問曰：余聞刺法言有餘寫之，不足補之，何謂有餘，何謂不足？岐伯對曰：有餘有五，不足亦有五，帝欲何問？

帝曰：願盡聞之。岐伯曰：神有餘有不足，氣有餘有不足，血有餘有不足，形有餘有不足，志有餘有不足，凡此十者其氣不等也。

帝曰：人有精氣津液，四支九竅，五臟十六部，三百六十五節，乃生百病，百病之生，皆有虛實。今夫子乃言有餘有五，不足亦有五，何以生之乎？岐伯曰：皆生於五臟也。夫心藏神，肺藏氣，肝藏血，脾藏肉，腎藏志，而此成形，志意通，內連骨髓而成身形五臟。五臟之道，皆出於經隧，以行血氣。血氣不和，百病乃變化而生，是故守經隧焉。

帝曰：神有餘不足何如？岐伯曰：神有餘則笑不休，神不足則悲。血氣未並，五臟安定，邪客於形，灑淅起於毫毛，未入於經絡也。故命曰神之微。

帝曰：補寫奈何？岐伯曰：神有餘則寫其小絡之血，出血勿之深斥，無中其大經，神氣乃平。神不足者，視其虛絡，按而致之，刺而利之，無出其血，無泄其氣，以通其經，神氣乃平。

帝曰：刺微奈何？岐伯曰：按摩勿釋，著針勿斥，移氣於不足，神氣乃得復。

帝曰：善。氣有餘不足奈何？岐伯曰：氣有餘則喘欬上氣，不足則息利少氣。血氣未並，五臟安定，皮膚微病，命曰白氣微泄。

帝曰：補寫奈何？岐伯曰：氣有餘則寫其經隧，無傷其經，無出其血，無泄其氣。不足則補其經隧，無出其氣。

帝曰：刺微奈何？岐伯曰：按摩勿釋，出針視之曰，我將深之，適人必革，精氣自伏，邪氣散亂，無所休息，氣泄腠理，真氣乃相得。

帝曰：善。血有餘不足奈何？岐伯曰：血有餘則怒，不足則恐，血氣未並，五臟安定，孫絡水溢，則經有留血。

帝曰：補寫奈何？岐伯曰：血有餘則寫其盛經，出其血；不足則視其虛經，內針其脈中，久留而視，脈大疾出其針，無令血泄。

帝曰：刺留血奈何？岐伯曰：視其血絡，刺出其血，無令惡血得入於經，以成其疾。

帝曰：善。形有餘不足奈何？岐伯曰：形有餘則腹脹，涇溲不利。不足則四支不用，血氣未並，五臟安定，肌肉蠕動，命曰微風。

帝曰：補寫奈何？岐伯曰：形有餘則寫其陽經，不足則補其陽絡。

帝曰：刺微奈何？岐伯曰：取分肉間，無中其經，無傷其絡，衛氣得復，邪氣乃索。

帝曰：善。志有餘不足奈何？岐伯曰：志有餘則腹脹飧泄，不足則厥。血氣未並，五臟安定，骨節有動。

帝曰：補寫奈何？岐伯曰：志有餘則寫然筋血者，不足則補其復溜。帝曰：刺未並奈何？岐伯曰：即取之無中其經，邪所乃能立虛。

【譯文】

黃帝發問說：我聽針法說有餘要瀉，不足要補，什麼情況為有餘，什麼情況為不足？岐伯回答說：有餘有 5 種情況，不足也有 5 種情況。黃帝您想問什麼呢？

黃帝說：我都想聽。岐伯說：神、氣、血、形、志各有

靈素針

有餘不足，但這 10 種有餘不足氣脈的盛虛大小是不一致的，有差別的。黃帝說：人有精氣、津液、四肢、九竅、五臟、16個部位、365 個神氣出入交會處，身體複雜，所發生的疾病也各有各樣，應皆有虛有實，現在天師您卻說有餘不足各僅有五，那麼這 5 種有餘不足發生在哪裡？岐伯說：均發生於五臟。心藏神，肺藏氣，肝藏血，脾藏肉，腎藏志。人身體型成，志意開通，內連接骨髓、五臟，外顯身形。五臟與周身氣血通達的道路是經隧。在經隧中運行的氣血不和，各類疾病就發生了，所以一定要守護好經隧。

黃帝問：神有餘不足是什麼狀況？岐伯說：心藏神，屬火，其志為喜。神有餘則喜笑不休。心屬火，肺屬金，肺其志為悲，火本剋金，神氣不足金來反侮，故神不足則悲。如邪犯之初尚未與經隧中血氣相合，五臟尚安定，邪僅在身形之表，身覺寒冷，腠理收縮，毫毛豎起，邪氣未得入於經絡，這種情況稱神傷之微。

黃帝問：補瀉怎麼做？岐伯說：神有餘在小絡脈上刺絡出血，不要深刺，不要深到分肉之間以免刺傷大經，這樣神氣就會歸於正常。神氣不足要找到空虛的小絡脈先用手推按，待脈中氣增用補法針刺，通利經氣，出針時要按閉針孔，不要出血，不要泄氣，僅使經氣暢通，神氣歸於正常。

黃帝問：神傷之微怎樣針刺？岐伯說：以較長時間的按摩為主，進針時不要擴大針孔，導引氣血達於不足之處，神氣就得以恢復了。

黃帝說：好。氣有餘不足是什麼情況？岐伯說：氣有餘咳嗽、氣喘，胸高憋氣。氣不足則少氣，呼吸氣微。如果邪氣尚未與氣血合併，五臟尚屬安定，病症僅表現在皮膚上，稱為肺氣微傷。

黃帝問：怎樣補瀉呢？岐伯說：氣有餘要在肺經上用瀉法，但手法要輕，不要刺傷了經脈，不要出血，不要讓經氣外泄。這正如本篇經文開篇所說五臟有餘不足之間其氣不等也。

氣不足時要補肺經，補時操作要很認真，不要使經氣外泄。

　　黃帝問：輕微泄邪法怎樣操作？岐伯說：針刺時要配合較長時間按摩，將施針時要做一個心理療法，對患者說，我要深刺啦，患者聽到這話必然緊張，肌肉收縮，精氣內伏，邪氣無法下潛，從而由腠理而外泄。

　　黃帝說：太好啦，我再聽聽血有餘不足的情況。岐伯說：肝藏血，其志為怒，血有餘實為肝有餘，肝氣盛則怒。腎主水其志為恐，肝腎同源，肝虛及腎則恐。邪犯之初尚未與氣血相合則五臟尚屬安定。如細小脈絡水氣鬱滯，經中之血不能敷布暢通，則經中有留血。

　　黃帝問：怎樣進行補瀉？岐伯說：血有餘則找到瘀血的脈絡刺絡出血以泄其邪。不足的則在其經脈施以補法，較長時間留針待到經脈充盈後出針，按閉針孔，不使血出。

　　黃帝問：刺留血怎麼做？岐伯說：找到瘀血脈絡針刺令出血，不讓惡血流入經脈造成疾病。

　　黃帝說：好。形有餘不足是什麼情況？岐伯說：形之臟為脾，脾主運化，邪盛於脾，氣化失權則脘腹脹滿。脾屬土，膀胱為水臟，土剋水，膀胱氣化失常則排尿不暢。脾主四肢，脾氣不足則四肢不用。如果邪氣尚未與氣血相合，五臟尚屬安定，因脾主肌肉，僅有肌肉蠕動情況稱為微風。

　　黃帝問：補瀉怎麼做？岐伯回答說：脾胃相表裡，脾為臟屬陰，胃為腑屬陽，胃主受納水穀，脾為胃行其津液，脾病可用胃經治療。有餘者瀉胃經，不足者補胃絡。

　　黃帝問：刺微怎麼做？岐伯說：可針刺分肉之間，但不要刺中經脈，也不要刺傷絡脈，使衛氣恢復則邪氣蕭索而退。

　　黃帝說：解釋得太好啦，志有餘不足怎麼樣呢？岐伯回答說：志有餘則腹脹飧泄。飧泄為瀉下完穀，腹脹飧泄皆為脾失運化之症。脾之運化賴腎中元陽溫煦，猶如釜中穀物之熟賴釜下火之燃燒。所謂志有餘實為邪有餘，傷及命門真火而致脾失健運。志不足係元陽已虛故四末不溫而厥冷。如邪尚未與氣

血相合，五臟尚屬安定。腎主骨生髓，骨節有動即為邪氣犯腎之象。

黃帝問：如何進行補瀉？岐伯回答說：志有餘則瀉然谷，志不足則補復溜，筋血者三字為衍文，此為先賢王冰所注，應無誤。

黃帝又問：刺未並如何做？岐伯說：針刺時不要刺腎臟之經，而是刺邪所在之處，即骨節有動之處，邪就能立刻轉虛，這顯然是後世所稱阿是穴的取法。

【注】

白氣微泄，白氣即肺氣，肺屬金，主西方，在五色為白。

【原文】

帝曰：善。余已聞虛實之形，不知其何以生？岐伯曰：氣血以並，陰陽相傾，氣亂於衛，血逆於經，血氣離居，一實一虛。血並於陰，氣並於陽，故為驚狂。血並於陽，氣並於陰，乃為炅中。血並於上，氣並於下，心煩惋善怒。血並於下，氣並於上，亂而喜忘。

帝曰：血並於陰，氣並於陽，如是血氣離居，何者為實？何者為虛？岐伯曰：血氣者喜溫而惡寒，寒則泣不能流，溫則消而去之，是故氣之所並為血虛，血之所並為氣虛。

帝曰：人之所有者血與氣耳，今夫子乃言血並為虛，氣並為虛，是無實乎？岐伯曰：有者為實，無者為虛，故氣並則無血，血並則無氣。今血與氣相失，故為虛焉。絡之與孫脈俱輸於經，血與氣並則為實焉。血之與氣並走於上，則為大厥，厥則暴死，氣復反則生，不反則死。

帝曰：實者何道從來？虛者何道從去？虛實之要，願聞其故。岐伯曰：夫陰與陽皆有俞會。陽注於陰，陰滿之外，陰陽勻平，以充其形，九候若一，命曰平人。

【譯文】

　　黃帝說：太好啦，虛實的症狀表現我知道了，但虛實是怎樣形成的我還不明白。岐伯說：邪氣與氣血相併造成陰陽不調，衛氣亂於脈外，營血亂於經隧。營行脈中衛行脈外是各有其循行規律的。規律被打亂血氣就脫離了本來的走行路徑，平衡被打破就出現偏盛偏衰狀態。血併於陰則陰盛，陰盛則驚；氣併於陽則陽盛，陽盛則狂。血併於陽則血實於外，而生外熱；氣併於陰則氣實於內，而生內熱。內熱盛則稱炅中。血併於上瘀血擾神則心煩，氣併於下則氣鬱善怒。血併於下，下焦蓄血則善忘，氣併於上，亂氣擾神則心緒煩亂。末句之注為清代著作家張隱庵之意。

　　黃帝說：血併於陰氣併於陽這樣造成血氣離開原本的位置，什麼是實，什麼是虛？岐伯說：血與氣都喜溫暖怕寒涼，寒則澀，氣血流通受阻；遇溫則運行流利，過流利也會造成氣血喪失。氣之所併則氣盛，氣盛則血虛；血之所併為血盛，血盛則氣虛。有盛必有虛，這就是經文所說血氣離居，一實一虛，實為自然之大法，天地之正道。

　　黃帝說：人的基本物質就是血與氣，可是先生您說血併為虛，氣併還是虛，難道沒有實嗎？岐伯說：是實是虛就看是有是無，有則為實，無則為虛。前文所談氣併而盛則血虛，血併而盛則氣虛是氣血失於調和，屬於因實而虛的情況，也有因實而實的情況。絡脈、孫脈輸氣血於經，血與氣相併則為實，實之甚者，氣之與血併走於上則稱為大厥，是氣逆而致暴死之症。如屆時氣能下走，尚可生還，如氣不能下走，上衝之實逆得不到緩解生還無望。

　　黃帝又問：實因何而實，虛因何而虛，致實致虛的關鍵因素是什麼？岐伯回答說：陰經與陽經都有輸穴和會穴，陽氣注於陰，陰滿溢則向外敷布以充養形體，陰陽互根而平調，三部九候之脈無偏盛偏虛，均勻一致，這種情況就是健康的平

人。此段經文並沒有回答黃帝所問，平人句後應有脫文。

【注】

炅中，內熱之症。大厥，血瘀於頭而暴死之病，應為今天的腦出血，即出血性腦中風之病。

【原文】

夫邪之生也或生於陰或生於陽，其生於陽者得之風雨寒暑，其生於陰者得之飲食居處，陰陽喜怒。

帝曰：風雨之傷人奈何？岐伯曰：風雨之傷人也，先客於皮膚，傳入於孫脈，孫脈滿則傳入於絡脈，絡脈滿則輸於大經脈。血氣與邪並客於分腠之間，其脈堅大故曰實。實者外堅充滿不可按之，按之則痛。

帝曰：寒濕之傷人奈何？岐伯曰：寒濕之中人也，皮膚不收，肌肉堅緊，榮血泣，衛氣去，故曰虛。虛者聶辟氣不足，按之則氣足以溫之，故快然而不痛。

帝曰：善，陰之生實奈何？岐伯曰：喜怒不節則陰氣上逆，上逆則下虛，下虛則陽氣走之，故曰實矣。

帝曰：陰之生虛奈何？岐伯曰：喜則氣下，悲則氣消，消則脈虛空。因寒飲食，寒氣熏滿，則血泣氣去，故曰虛矣。

帝曰：經言陽虛則外寒，陰虛則內熱，陽盛則外熱，陰盛則內寒，余已聞之矣，不知其所由然也。岐伯曰：陽受氣於上焦，以溫皮膚分肉之間，令寒氣在外，則上焦不通，上焦不通則寒氣獨留於外，故寒慄。帝曰：陰虛生內熱奈何？岐伯曰：有所勞倦，形氣衰少穀氣不盛，上焦不行，下脘不通，胃氣熱，熱氣熏胸中，故內熱。帝曰：陽盛生外熱奈何？岐伯曰：上焦不通利，則皮膚緻密，腠理閉塞，玄府不通，衛氣不得泄越，故外熱。帝曰：陰盛生內寒奈何？岐伯曰：厥氣上逆，寒氣積於胸中而不寫，不寫則溫氣去寒獨留，則血凝泣，凝則脈不通，其脈盛大以澀，故中寒。

【譯文】

　　世間萬物一陰一陽而已。陰陽是個相對的概念。人身體表與臟腑，體表在外為陽，臟腑在內為陰。邪氣亦分陰陽，風雨寒暑來自體外，為陽；喜怒不節，飲食所傷源於體內，為陰。所以經文說邪之所生或生於陰或生於陽，生於陽者得之風雨寒暑，生於陰者得之飲食居處，陰陽喜怒。

　　黃帝問：風雨之邪侵襲人體是什麼情況？岐伯回答說：風雨傷人先侵犯皮膚，傳到經絡分佈體表的是最細小的脈絡，再從這裡傳到絡脈，充滿絡脈之後，邪氣深入侵犯到大的經脈。當邪氣與氣血相合，交爭於分肉腠理之間，在脈象上就有反應，表現出脈象堅實。當脈呈堅而浮大時，就表明是外來實邪束表，此時正氣未虛，正是邪正交爭之時。按診分辨虛實，喜按者為虛，拒按者為實。此時按之則痛，顯係實證。

　　黃帝又問：寒濕傷人怎麼樣呢？岐伯回答說：寒濕侵犯人體皮膚鬆弛，但肌肉堅緊，造成營血在經脈中流動滯澀，衛氣護表的功能消失，這是表虛病症。既是虛病，就有虛證的表現，皮膚鬆弛多皺，喜溫喜按，按之快然而舒。

　　黃帝說：好！那麼陰生實證情況如何？岐伯說：喜怒失於節制，陰氣上逆，上逆則上實，上實必下虛，下虛則陽氣消散，這是陰實的病症。

　　黃帝又問：陰生虛證是什麼情況？岐伯說：過喜則耗氣而氣下，過悲而傷氣則氣消，如此釀成虛證。

　　黃帝再問：古經說陽虛則外寒，陰虛則內熱，陽盛則外熱，陰盛則內寒。經文我是看了，但形成的原理我不明白。岐伯說：衛氣是人體防禦外邪侵襲的陽氣，出於上焦，循行經脈之外，溫暖皮膚分肉。假令寒氣外襲，表衛不固，上焦不通，寒氣獨留於外，人則形寒而顫慄。這就是陽虛生外寒。

　　黃帝問：陰虛生內熱是怎麼回事？岐伯說：過度疲乏勞累，造成形勞體衰，飲食營養不足，上焦化生衛氣功能受阻，

脾胃運化功能阻滯，鬱而化熱，熱氣薰於胸中，這就是陰虛生內熱的病理機制。

黃帝說：陽盛生外熱是怎麼發生的？岐伯說：上焦氣化不通利，皮膚緻密，腠理開合不暢而閉塞，衛氣不得暢行而鬱滯，鬱而生熱，這就是陽盛生外熱原理。

黃帝進一步問陰盛生內寒的情況。岐伯說：如果人體陽氣素虛寒氣內積，上逆衝胸，胸陽不振，溫氣消索，寒氣留滯，血行凝澀。漸致經脈不通，其脈堅硬而澀，這就是中寒的病理。

【注】

聶辟，正氣虛，皮膚鬆弛多皺之象。經文「令寒氣在外，則上焦不通」，令應為今字。玄府，即汗孔。脈盛大以澀，在此應理解為脈象堅硬不柔和並有澀象。脈堅硬為寒凝之脈，寒而血流不暢則呈澀脈。

【原文】

帝曰：陰與陽並，血氣以並，病形以成，刺之奈何？岐伯曰：刺此者取之經隧。取血於營，取氣於衛。用形哉，因四時多少高下。帝曰：血氣以並，病形以成，陰陽相傾，補寫奈何？岐伯曰：寫實者，氣盛乃內針，針與氣俱內，以開其門，如利其戶，針與氣俱出，精氣不傷，邪氣乃下，外門不閉，以出其疾，搖大其道，如利其路，是謂大寫。必切而出，大氣乃屈。帝曰：補虛奈何？岐伯曰：持針勿置，以定其意，候呼內針，氣出針入。針空四塞，精無從去，方實而疾出針，氣入針出。熱不得還，閉塞其門，邪氣布散，精氣乃得存。動氣候時，近氣不失，遠氣乃來，是謂追之。

帝曰：夫子言虛實者有十，生於五臟，五臟五脈耳。夫十二經脈皆生其病，今夫子獨言五臟。夫十二經脈者，皆絡三百六十五節，節有病必被經脈，經脈之病，皆有虛實，何以合

之？岐伯曰：五臟者故得六腑與為表裡，經絡支節，各生虛實，其病所居，隨而調之。病在脈，調之血；病在血，調之絡；病在氣，調之衛；病在肉，調之分肉；病在筋，調之筋；病在骨，調之骨。燔針劫刺其下及與急者。病在骨焠針藥熨。病不知所痛，兩蹻為上。身形有痛，九候莫病，則繆刺之。痛在於左而右脈病者巨刺之。必謹察其九候，針道備矣。

【譯文】

黃帝說：陰與陽失於常態，氣與血關係逆亂，疾病已形成，怎樣進行針刺治療？岐伯回答說：要在經絡上進行針刺。經絡內有營氣，外有衛氣，營行脈中，衛行脈外。血病取營，氣病取衛，取營要刺中經絡，取衛針達分肉而已。當然施針時要依據病人形體高矮胖瘦，年老年少狀況以及四時寒溫決定用針多少，針刺淺深。

黃帝說：血氣逆亂，疾病已成，陰陽失於常態怎樣實行補與瀉呢？岐伯說：瀉實要在邪氣盛而正未虛時針刺，吸氣時進針，針與氣同入，搖大針孔，如同開門開窗，呼氣時出針，針與病人呼氣同時出，精氣不受損傷，邪氣卻得以排出，外門不閉以利邪氣泄出，搖大針孔等於掃清排出邪氣的道路，這種針法稱為大瀉。而且出針時以指甲循經切壓漸至出針孔，以利邪氣泄淨。

黃帝問：補虛怎樣做？岐伯說：持針不急於進針，等待病者精神穩定下來，在病人呼氣時進針，氣出針入。注意不要針孔開大，而是要針孔四塞，使精氣沒有孔隙溢出。等到針下有得氣感時迅速出針，須在病人吸氣剎那出針，氣入針出。使邪熱不得復還而按閉針孔，閉塞其門，邪氣消散而精氣得以保存。在施針當時要轉動針柄以催氣，近氣不走失，遠氣催之而來，使針下得氣，這種針法叫作追趕真氣以補的做法。上述補瀉手法後世稱為呼吸補瀉法，經文多次細述顯見其重要，從古沿用至今仍是針刺補瀉的基本手法。

黃帝說：老師您說虛實有 10 種，都是發生於五臟以及從五臟發出的五脈。可是十二正經都能生病，而老師您卻只說五臟。十二經脈與周身 365 節相聯絡，節有病必傳及於經脈，而經脈之病都有虛有實，十二經脈虛實與五臟虛實怎麼結合？岐伯說：雖只說五臟，但五臟與六腑相表裡，十二經脈出於五臟六腑，說五臟五經，實即說臟腑十二經。疾病也不盡出現在臟腑經絡上，應據病發生的部位隨處而調。病發生於經脈就調其營，病有血瘀可調絡脈，泄絡出血可通瘀泄熱。病在氣可調衛，刺於分肉之間。有的病只發生在肉不關氣血，就只在局部的分肉針刺。病在筋就調筋，病在骨就調骨。經文這段敘述實為現今阿是穴取穴法。普通針法力弱時可用燔針劫刺，而燔針劫刺往往用於病症急遽者。病在骨還可用焠針、藥熨。如病現麻木，不知所病，針刺陰蹺、陽蹺效果更好。如身有疼痛，九候脈象並無變化，可交經繆刺。如某側經脈有病卻牽連對側疼痛，可用巨針深刺。針刺治病前要仔細三部九候診脈，查清陰陽虛實，病之所在，對症施針，知此者針道備知也！

【注】

　　陰與陽並，血氣以並，並，為失於常態，逆亂之意。必切而出，大氣乃屈，此處大氣指邪氣。365 節，《素問》氣穴論所言氣穴 365，為 365 個針刺穴位。而《素問》針解篇所言365 節氣，張志聰註：節之交 365 會，絡脈之滲灌諸節者也。本篇所論之 365 節與張志聰注相合。

歡迎至本公司購買書籍

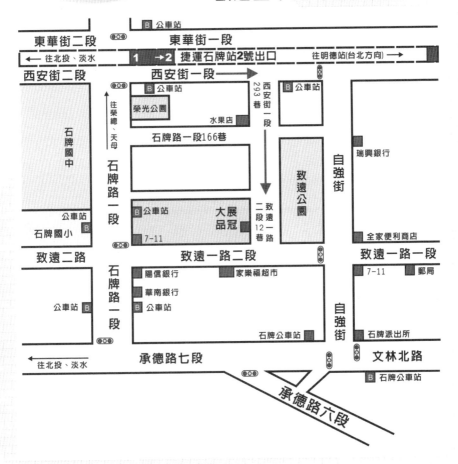

建議路線
1.搭乘捷運、公車
　　淡水線石牌站下車，由石牌捷運站2號出口出站(出站後靠右邊)，沿著捷運高架往台北方向走(往明德站方向)，其街名為西安街，約走100公尺(勿超過紅綠燈)，由西安街一段293巷進來(巷口有一公車站牌，站名為自強街口)，本公司位於致遠公園對面。搭公車者請於石牌站(石牌派出所)下車，走進自強街，遇致遠路口左轉，右手邊第一條巷子即為本社位置。

2.自行開車或騎車
　　由承德路接石牌路，看到陽信銀行右轉，此條即為致遠一路二段，在遇到自強街(紅綠燈)前的巷子(致遠公園)左轉，即可看到本公司招牌。

國家圖書館出版品預行編目資料

靈素針 / 于景宏著──初版
　　──臺北市，大展出版社有限公司，2021 [民 110.12]
　　面；21公分─（中醫保健站；103）
　　ISBN　978-986-346-344-3（平裝）
　　1.針灸　2.經絡
413.91　　　　　　　　　　　　　　　　110016784

靈　素　針

著　　者/于景宏
責任編輯/壽亞荷
發行人/蔡森明
出版者/大展出版社有限公司
社　　址/臺北市北投區（石牌）致遠一路2段12巷1號
電　　話/（02）28236031，28236033，28233123
傳　　真/（02）28272069
郵政劃撥/01669551
網　　址/www.dah-jaan.com.tw
E-mail/service@dah-jaan.com.tw
登記證/局版臺業字第2171號
承印者/傳興印刷有限公司
裝　　訂/佳昇興業有限公司
排版者/菩薩蠻數位文化有限公司
授權者/遼寧科學技術出版社
初版1刷/2021年（民110）12月

定價/300元

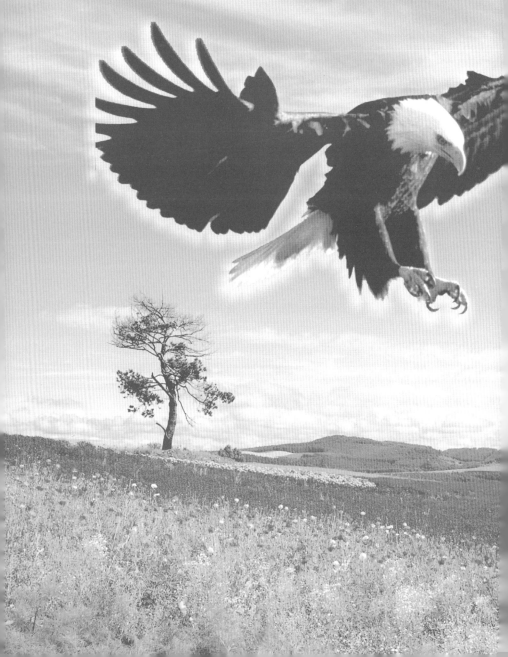

大展好書　好書大展
品嘗好書　冠群可期

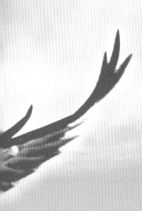

大展好書　好書大展
品嘗好書．冠群可期